Ganzheitlich gesund

Bernd Bachmeier

FASTEN UND YOGA

Bernd Bachmeier

Fasten und Yoga

Klarheit für Körper, Seele und Geist

AURUM VERLAG · BRAUNSCHWEIG

Mit 95 Fotos von Annemarie Tebbenjohanns
Umschlagfoto: Gordon Myhre-Zefa/Sharpshooters

Die Deutsche Bibliothek – CIP-Einheitsaufnahme
Bachmeier, Bernd:
Fasten und Yoga: Klarheit für Körper, Seele und Geist/Bernd Bachmeier.
– 2. Aufl. – Braunschweig: Aurum-Verl., 1997
(Ganzheitlich gesund)
ISBN 3-591-08315-1

1. Auflage 1992
2. Auflage 1997
ISBN 3-591-08315-1

Gesamtherstellung: Westermann Druck Zwickau GmbH

Für Petra,
Menschen treten in unser Leben
und begleiten uns eine Weile.
Einige bleiben für immer,
denn sie hinterlassen
ihre Spuren in unseren Herzen.

Flavia

Inhalt

Danksagung

Ich möchte allen Menschen danken, die mir bei der Fertigstellung dieses Buches geholfen haben: meinen Kursteilnehmern, die ich auf ihrem Lebensweg ein Stück begleiten durfte; meinen Lehrern, die mir viel Mühe, Geduld und Zeit gewidmet haben; meiner Partnerin und meinen drei Kindern, die mir die einmalige Chance geben, an ihnen und mit ihnen zu wachsen.

Mein Dank gilt auch meinen lieben Freundinnen und Freunden vom Berufsverband Deutscher Yogalehrer, den Menschen, mit denen ich schon seit Jahren zusammen auf dem Yogaweg bin. Ein Weg, von dem ich nicht weiß, ob ich jemals ankommen werde. Es ist ein gutes Gefühl zu wissen, daß es Menschen gibt, die den gleichen Weg gehen wie ich.

Herzlichen Dank an Rose.

Vorwort

Vor Ihnen liegt ein Wegweiser und Wegbegleiter zum ganzheitlichen Fasten.

Warum »ganzheitlich«? – Zwar sind wir eine Dreiheit aus Körper, Seele und Geist, doch liegt gewöhnlich die Hauptlast auf Körper und Geist, und die Seele erhält zuwenig Zuwendung und kaum Entwicklungsmöglichkeiten. Während wir fasten, geht es uns darum, den Körper zu entlasten, den Geist vom Wust des Überflüssigen zu reinigen und dadurch der Seele Freiraum zu schaffen. Wir verändern also die Betonungen, versuchen durch Regenerierung die Akzente für die wirklichen *Ansprüche* des Alltags neu, kraftvoll und ausbalanciert zu setzen. Wir üben uns darin, die Seele als *Ansprechpartner* näher kennenzulernen und mit ihr im Gespräch zu bleiben.

Diejenigen, die unter der Anleitung Bernd Bachmeiers diesen Weg bereits gegangen sind, diejenigen, die ihn seit Jahren kennen und diejenigen, die sich als Leser dieses Buches von ihm auf dem Weg begleiten lassen, werden bestätigen können, daß diesem Buch lange und tiefe Erfahrungen zugrunde liegen. Der Autor hat Verwandlungen angenommen und durchgestanden – und gibt sie nun weiter. Sie vertrauen sich einem Praktiker an, der viele Male an sich und anderen erlebt und erprobt hat, wovon er schreibt.

Das Besondere an diesem Buch ist die Kombination von Fasten und Yoga, dargestellt von einem Yogalehrer mit Leib und Seele. Es ist weit mehr als ein praktischer Ratgeber. Es will vielmehr durch die freimütige und offene Darstellung des vom Autor selbst Erlebten jedem Leser Mut machen, zu den eigenen Gefühlen zu stehen und den Herausforderungen des eigenen Lebens ins Auge zu sehen. Dieses Buch macht immer wieder auf die Möglichkeit, zu wachsen und an sich selbst zu arbeiten, aufmerksam.

Auf dem Yogaweg bin ich Bernd Bachmeier begegnet, und in mehr als sechs Jahren sind wir Kollegen und Freunde geworden, die wie selbstverständlich Hand in Hand arbeiten können. Würde ich nicht auch die lebensvolle, fröhliche, oft schalkhaft übermütige Seite von Bernd Bachmeier kennen, so hätte beim Lesen dieses Buches vielleicht die Vision eines durchsichtigen, schwebenden Esoterikers vorgeherrscht. So aber kann ich Ihnen, liebe Leser, versichern, daß hier ein weites Spektrum an Fähigkeiten und Erfahrungen zur Ganzheit eines prallvollen Lebens beiträgt.

Aus dieser Fülle heraus gibt er in diesem Buch nicht nur genaue, nachvollziehbare Übungsanweisungen, sondern auch spirituelle Gedanken weiter – Botschaften, die den Leser erreichen, wenn er in sich die Möglichkeit, verwandtschaftlich zu schwingen, erblühen läßt. Der Lohn besteht darin, daß die Türen zu den Tiefen der Seele aufgehalten werden. Wie ergreifend, wenn diese Einladung angenommen wird!

Rose Miram-Gatz

Einleitung

Dieses Buch ist aus der praktischen Arbeit mit Fastengruppen entstanden, die ich seit Herbst 1984 geleitet und in denen ich die Teilnehmer jeweils drei Stunden täglich über einen Zeitraum von einer bis drei Wochen in der Gruppe betreut habe. Die Fastengruppen fanden niemals isoliert in der Abgeschiedenheit statt. Die Teilnehmer waren vielmehr die ganze Zeit über in ihrem Alltag und in ihrem sozialen Umfeld integriert und hatten dadurch die Möglichkeit, die Fastenerfahrung direkt in die Praxis ihres Lebens umzusetzen.

Ich vertrete die Ansicht, daß sich Spiritualität nicht in der Stille, sondern vielmehr in den kleinen Dingen des Alltags (er)leben läßt. Viele Menschen sind hingegen der Auffassung, daß Spiritualität und weltlicher Alltag zwei verschiedene Dinge sind. Aber gerade in meinen Fastenseminaren und bei meiner Yogaarbeit habe ich die Erfahrung gemacht, daß sich beides nicht voneinander trennen läßt. Die Spiritualität eines Menschen beginnt nicht mit einem Fastenseminar oder mit einer Yogastunde, sondern ist ständig überall erfahrbar.

Die Aufmerksamkeit, mit der Sie Ihren Körper im Yoga und beim Fasten behandeln, ist genau dieselbe Aufmerksamkeit, mit der Sie Ihrem Kind zuhören, wenn es aus der Schule kommt und so viel Neues zu berichten hat. Ein längeres Fastenseminar und eine tägliche Yogaübungsstunde sind Zeiten, in denen Sie ein Stück Spiritualität lernen können und sicherlich auch erfahren werden. Die eigentliche Kunst besteht jedoch darin, das Erlernte in den Alltag zu integrieren. In den kleinen weltlichen Angelegenheiten zeigt es sich, ob Sie die im Fasten gewonnene Ruhe bewahren können. Dort legen Sie den Samen. Aufgehen wird er in jedem Moment Ihres Alltags.

Fasten und Yoga ist daher nichts Besonderes für mich. Es gehört zu meinem Leben und zu meinem Alltag. Warum sollte ich mein soziales Umfeld nicht daran teilhaben lassen? In seinen Yoga-Sutren beschreibt Patanjali (siehe Seite 91) den Yogaweg in acht Stufen. Die ersten beiden Stufen sind Yama und Niyama. Um diese elementaren Stufen zu praktizieren, brauchen Sie keine Fastengruppe und auch keine Yogastunde. Diese Dinge können Sie jeden Tag, zu jeder Gelegenheit üben. Erst dann folgt Asana. Deshalb habe ich meine Fastenseminare dort stattfinden lassen, wo sich auch das tägliche Leben abspielt – und wo Sie Yama und Niyama üben können: zu Hause! Die täglichen dreistündigen Treffen sind gut für den Zusammenhalt einer Gruppe und für den Erfahrungsaustausch. Aber sie sind nicht unbedingt notwendig, um ein spiritueller Mensch zu werden. Denken Sie daran, wenn Sie fasten: Bleiben Sie dort, wo sich Ihr Leben abspielt, und machen Sie aus jedem Gespräch ein spirituelles Erlebnis. Nur so können Sie die Welt ein Stück menschlicher und damit auch ein Stück spiritueller gestalten.

Die Erfahrungen, die ich durch mein eigenes (Mit)Fasten mit den Gruppen gemacht habe, sind ebenfalls in dieses Buch eingeflossen und wurden mir eine unschätzbare Hilfe auf meinem Lebens- und Yogaweg. Nicht Fasten und Yoga haben mein Leben verändert, sondern *ich* habe mich durch die Fasten- und Yogapraxis verändert.

Die Veränderung der Menschen nach einem Fastenseminar ist deutlich spürbar. Sie äußert sich in einem gesteigerten Selbstwertgefühl, in einem liebevolleren Umgang mit dem eigenen Körper und mit den Mitmenschen. Eine Steigerung der Sensibilität ist ein weiteres Merkmal. Viele der mir anvertrauten Menschen sind erst durch das Fasten zum Yoga gekommen. Fasten und Yoga haben nichts mit Religion und dogmatischen Verhaltensweisen zu tun, und dennoch bieten sie Möglichkeiten, die eigene Religion im Sinne einer Rückbindung (lat. *religio*) an den göttlichen Ursprung zu erfahren und den Weg zur eigenen Wesensidentität zu finden.

Fasten ist eine Möglichkeit, den Körper zu reinigen. Es ist kein gutes Mittel, um in kurzer Zeit viel Gewicht zu verlieren. Wenn das Ihr eigentliches Anliegen ist, sollten Sie dieses

Buch schleunigst aus der Hand legen. Wenden Sie sich bitte an Ihren Hausarzt oder an Ihre Krankenkasse. Dort werden Sie Adressen bekommen, wo Sie kontrolliert auf lange Zeit abnehmen können. Ich schreibe dies gleich zu Beginn, denn die Erfahrung mit meinen Gruppen hat gezeigt, daß Personen mit dieser Erwartungshaltung keinen guten Einstieg in das Fasten finden. Diese Menschen fasten nicht, sondern sie hungern. Wenn Sie fasten, dann tun Sie das, um Ihrem eigenen Wesen ein Stück näherzukommen. Und das bereitet Freude. Wie wollen Sie Ihrem eigenen Selbst begegnen, wenn in ihrem Kopf ständig Gedanken kreisen, wie: »Wieviel werde ich wohl nach dem Fasten wiegen? Werden mir meine alten Kleider wieder passen? Was werden meine Freundinnen/meine Freunde sagen?« Es ist wirklich kein guter Ausgangspunkt, wenn bei jeder Meditation der Zeiger Ihrer Waage vor ihrem inneren Auge erscheint. Diese Erwartungshaltung wird Sie in Ihrem geistigen Wachstum blockieren. Und noch ein Hinweis aus meiner Praxis: Zwar geht das Gewicht sehr schnell nach unten, aber noch viel schneller geht es wieder nach oben. Manche Teilnehmer an einem Fastenseminar waren schon wenige Wochen danach kugelrund. Bei Teilnehmern, die keinen Gedanken an ihr Gewicht verschwendeten, sondern aus anderen Motiven fasteten, habe ich diese Gewichtszunahme niemals beobachtet.

Die Menschen, für die ich dieses Buch geschrieben habe, sind geistige Sucher, Menschen, die sich auf eine neue Seinserfahrung einlassen können und ahnen, daß hinter der sichtbaren Materie eine viel größere Kraft steht, die nur darauf wartet, entdeckt zu werden.

Fasten ist nicht nur eine gute Reinigungsmöglichkeit für den Körper, sondern auch eine einmalige Chance, den emotional-psychischen Zustand zu klären und die Zukunft konstruktiv neu zu gestalten. Verunreinigungen des physischen Körpers wirken sich zwangsläufig auch immer auf das emotionale Verhalten aus. Manche Menschen kennen weder ihre Lebensaufgabe noch ihr Lebensziel. Daher ist ihre gesamte Aufmerksamkeit auf die Außenwelt gerichtet. Nur dort suchen sie nach Antworten auf ihre Fragen. Die Umwelt kann ihnen jedoch keine Antworten auf diese Fragen geben und keine tiefe geistig-emotionale Befriedigung bieten. Und das macht die Menschen unglücklich. Fasten hingegen bringt den Menschen in intensiven Kontakt mit seiner eigenen Wesensidentität. Die Energie wird von der Außenwelt abgezogen und nach innen gerichtet. Und der innerste Kern des Menschen kennt seine Aufgabe und sein Lebensziel sehr genau.

Der Mensch ist nicht nur eine Einheit aus Körper und Geist, sondern aus Körper, Geist und *Seele*. Der dritte Aspekt, die Seele, wurde im Laufe der Geschichte immer wieder geleugnet beziehungsweise vergessen. Das Wiederentdecken der inneren Stimme, die wir als kleine Kinder alle hören konnten, kann ein fundamentales Erlebnis während des Fastens darstellen. Etwas über den Umgang mit diesem neuen Bewußtseinszustand erfahren Sie in diesem Buch.

Yoga ist eine unschätzbare Hilfe auf dem Weg zur eigenen Wesensidentität. Die Lehre des Yoga beinhaltet die Vorstellung, daß Körper, Geist und Seele eine Einheit sind. Nur wenn der Geist zur Ruhe gekommen ist, wird das wahre Wesen sichtbar. Yoga ist der Weg aus der Dunkelheit ins Licht, in die Klarheit – und Yoga unterstützt den Reinigungsprozeß von Körper, Geist und Seele.

Erleben Sie es selbst!

Ihr Körper während des Fastens

Während der gesamten Fastenzeit werden Sie keine feste Nahrung zu sich nehmen. Ihr Körper muß sich also umstellen und an seine Reserven gehen, die Fettdepots. Von ihnen wird er in dieser Zeit gut leben können. Wenn Sie keine Reserven haben, sollten Sie auf das Fasten verzichten.

Der Entlastungstag (siehe Seite 31) ist der Tag, an dem Sie Ihrem Körper mitteilen, daß er sich auf diese Reserven besinnen muß. Diese Mitteilung geben Sie ihm über Ihren leeren Darm. Deshalb ist der Entlastungstag auch so wichtig, denn mit vollem Darm wird die Information »Fasten« nicht an den Körper weitergeleitet. Die Information wäre dann »Hungern«, und Hungern kann sehr weh tun. Ihre Nerven werden diese Tortur keine ganze Woche mitmachen. Wenn der Darm jedoch leer ist, tritt dieses Hungergefühl normalerweise nicht auf. Darauf sollten Sie achten, wenn Sie zu fasten beginnen: Der leere Darm ist das Startsignal für Ihren Körper, der nun weiß, daß die Nährstoffe nicht mehr von außen kommen – also muß er sie sich von innen holen.

Bei diesem Von-innen-Holen räumt der Körper auf. Alles, was ihn belastet hat, wird gelöst, abgetragen und ausgeschieden. Wundern Sie sich also nicht, wenn Ihr Urin giftgelb wird und Ihr Stuhlgang schwarz. Aus all seinen Öffnungen versucht der Körper nun, die ihn belastenden Stoffe auszuscheiden.

Das größte Ausscheidungsorgan ist die Haut. Es kann also ab dem ersten Fastentag zu dem typischen Fastengeruch kommen. Dagegen hilft nur Waschen. Deodorants und Parfüme behindern die Ausscheidung über die Poren der Haut.

Viele dieser Stoffe können mittels Ausatmung über die Lungen ausgeschieden werden. Über die Dehnung bestimmter Körperteile geben Sie dem Körper den Impuls, den Gasaustausch an diesen Stellen zu intensivieren. Sie atmen die

Abfallstoffe über die Lungen aus und füllen die Zellen mit frischem Sauerstoff. Damit aktivieren Sie nicht nur die äußere Atmung, sondern unterstützen auch den Gasaustausch in den Zellen. Unterschätzen Sie daher niemals die reinigende und heilende Wirkung der Yogahaltungen.

Ein weiteres Ausscheidungsorgan ist die Zunge. Ich habe im Zusammenhang mit den *Sat-Kriyas* auf die Wichtigkeit von *Jihva-Mula* hingewiesen (Seite 27). Nehmen Sie die Reinigung der Zunge jeden Tag vor. Sie erweisen damit Ihrem Körper einen großen Dienst.

Der weibliche Körper hat über die Monatsblutung die Möglichkeit, sich überflüssiger Stoffe zu entledigen. Sollte Ihre Monatsblutung in Ihre Fastenzeit fallen, praktizieren Sie die Yogaübungen auf Seite 82ff. Sie sind in diesem Fall sehr hilfreich.

Auch über die Nase können Stoffe ausgeschieden werden. Gerade wenn Sie sehr häufig verschnupft sind und Probleme mit den Nebenhöhlen haben, kann es während des Fastens zu einer Reinigung über die Nase kommen. Unterstützen Sie diesen Prozeß durch *Jala-Neti* (Seite 28) und *Kapalabhati* (Seite 115).

Eine letzte Möglichkeit zur Eliminierung fremder Stoffe bieten Augen und Tränensäcke. Durch das Üben von *Trataka* (Seite 29) unterstützen Sie diesen Vorgang. Vielleicht werden Sie auch feststellen, daß sich auf diese Weise Ihre Sehfähigkeit verbessert.

Die Vorbereitungen

Mit den Vorbereitungen zum Fasten sollten Sie etwa vier Wochen vor Beginn der eigentlichen Fastenzeit anfangen. Die Frage: »Warum will ich überhaupt fasten?« sollte hier ganz am Anfang stehen.

Im Laufe meiner langjährigen Arbeit mit Fastengruppen habe ich folgende Erfahrung gemacht: Obwohl die Seminare unter dem Titel »Fasten – die Reinigung für Körper, Geist und Seele« angekündigt waren, hatten viele Teilnehmer ganz andere Motivationen. Es ging ihnen in den Gruppengesprächen selten um eine Reinigung des Körpers, des Geistes und der Seele, sondern ausschließlich um eine Reduzierung ihres Körpergewichtes.

Bei einer Teilnehmerin stand dieses Thema so stark im Vordergrund, daß sie zu jedem Gruppentreffen außer ihrer Yogamatte und ihrer Flasche Wasser immer ihre Waage mitbrachte. Gewogen wurde dann vor dem Gang zur Toilette und natürlich danach. Abgenommen hat sie natürlich kein einziges Gramm. Im Gegenteil, nach jedem Seminar wurde sie etwas runder. Und Schuld an der ganzen Misere waren natürlich das Seminar, die Gruppe und ich. Auf die Idee, daß ihre Erwartungshaltung so überzogen war, daß ihr Körper genau entgegengesetzt reagierte, also nichts hergab, kam sie nicht. Ich habe ihr empfohlen, an einem der vielen von den Krankenkassen angebotenen Diätprogrammen teilzunehmen, oder mit einem Psychologen zusammenzuarbeiten, um ihr Gewichtsproblem in den Griff zu bekommen.

Fasten ist wirklich keine gute Möglichkeit, Gewichtsprobleme zu lösen. Wenn Sie mit dieser Erwartung in die Fastenzeit gehen, werden Sie am Ende bitter enttäuscht sein. Das Fasten rein als Mittel zur Gewichtsreduzierung zu sehen, wäre außerdem etwa so, als beschränke man die Liebe zwischen zwei Menschen ausschließlich auf den Geschlechtsakt. Aber die Liebe zwischen zwei Menschen spielt sich auf der Ebene des Herzens ab und ist letztlich gelebte Spiritualität in höchster Vollendung. So sollten Sie auch das Fasten betrachten.

Die zweite Personengruppe zeichnete sich durch gesundheitliche Probleme aus. Ihr wichtigstes Anliegen war das Auskurieren von Krankheiten. Obwohl ich kein Mediziner bin, kann ich bestätigen, daß viele gesundheitliche Probleme durch regelmäßiges Fasten positiv beeinflußt worden sind. Sie können aber davon ausgehen, daß mit einer Fastenwoche nicht sehr viel bewirkt werden kann. Eine lange Fastenzeit oder häufigeres Fasten (mindestens zweimal im Jahr über einen Zeitraum von mehreren Jahren) sind hier angesagt.

Die gesundheitlichen Probleme, mit denen ich in meinen Gruppen zu tun hatte, waren in erster Linie Magen- und Darmprobleme sowie Verstopfung, Hautkrankheiten, Menstruationsbeschwerden, Erkrankungen der Stirn- und Nebenhöhlen und depressive Verstimmungen. Am eigenen Körper konnte ich erfahren, daß eine aus der Pubertät verschleppte *Akne vulgaris* vollkommen ausgeheilt wurde. Auch eine chronische Nebenhöhlenentzündung habe ich durch langjähriges, regelmäßiges Fasten in Verbindung mit dem Praktizieren von *Jala-Neti* (siehe Seite 28) auskuriert.

In einem meiner ersten Seminare fastete eine Mutter mit ihrer achtzehnjährigen Tochter. Am zehnten Fastentag bekam die Tochter am ganzen Körper Pusteln. Das hielt etwa drei Tage lang an. Die Mutter berichtete, daß die Tochter im Alter von fünf Jahren an Masern erkrankt war, daß diese Krankheit aber nie richtig zum Ausbruch gekommen sei. Offensichtlich war die Erkrankung noch immer im Körper und wurde während der Fastenzeit auskuriert. Mutter und Tochter haben noch viele Male bei mir gefastet. Die Pusteln sind nie wiedergekommen.

Lassen Sie sich, bevor Sie mit dem Fasten beginnen, von Ihrem Arzt untersuchen und teilen Sie ihm Ihr Vorhaben mit. Rät er Ihnen aus gesundheitlichen Gründen vom Fasten ab, dann hören Sie bitte auf ihn. Kann er Ihnen jedoch keine plausiblen Gründe für eine Kontraindikation geben und entläßt er Sie vielleicht mit der lapidaren Bemerkung »Warum wollen Sie denn fasten, Sie sind doch nicht zu dick«, dann sollten Sie in Erwägung ziehen, mit einem anderen Mediziner zu sprechen, der selbst schon einmal gefastet hat. Halten Sie auch während Ihrer Fastentage Kontakt zu Ihrem Arzt. Er ist Ihr unmittelbarer Ansprechpartner, und er wird Ihnen auch sagen, welche Medikamente Sie unbedingt weiternehmen müssen.

Meine Seminare kündige ich stets mit dem Zusatz »für Gesunde« an. Da taucht natürlich häufig die Frage auf: »Wer ist schon hundertprozentig gesund?« Nun, mit »gesund« meine ich, daß Sie auf gar keinen Fall fasten sollten, wenn akute und lebensbedrohliche gesundheitliche Probleme vorliegen. In diesem Fall sollten Sie Ihr Fasten nur unter ärztlicher Aufsicht in einer Fastenklinik durchführen. Sprechen Sie also mit Ihrem Arzt. Er wird Ihnen sagen, ob Sie fasten dürfen oder nicht. Von ihm erfahren Sie auch, wo Sie fasten können, wenn Sie in eine Fastenklinik unter ärztlicher Aufsicht gehören. Ihre Krankenkasse und Ihre Versicherungsanstalt werden Ihnen ebenfalls Auskunft geben können. Fasten ist kein Spaziergang, sondern greift tief in den Körper ein, und wenn Sie krank sind, dann sollten sie auf gar keinen Fall allein und auch nicht in einer Gruppe, sondern nur unter ärztlicher Aufsicht fasten. Bitte nehmen Sie diese Warnung sehr ernst! Wenn Sie selbst eine Fastengruppe zusammenstellen oder leiten, dann lassen Sie sich bitte von den Teilnehmern schriftlich bescheinigen, daß Sie sie auf die gesundheitlichen Risiken hingewiesen haben und eine Teilnahme am Seminar unter Ausschluß jeglicher Haftung erfolgt.

Aber kommen wir nun zu der seelisch-geistigen Vorbereitung. Jesus Christus ist nicht vierzig Tage in die Wüste gegangen, um Gewicht zu verlieren oder um seinen Körper von Schlacken und Giften zu reinigen. Das hatte er sicherlich nicht nötig. Und die Umweltbelastung war vor 2000 Jahren auch noch nicht so stark wie heute. Er ging in die Wüste, um sich zu läutern, um seinen innersten Kern zu suchen, die innere Stimme zu hören, Gottes Wort zu vernehmen und eins zu sein mit dem Kosmos. Er holte sich durch das Fasten die Kraft, um seine schwere Lebensaufgabe zu meistern. Er hätte sein Werk nicht vollbringen können, wenn er nicht gefastet hätte. Fasten heißt, seine Lebensaufgabe finden, seiner inneren Stimme zu folgen, auch dann, wenn die rationale Ebene etwas ganz anderes möchte. Fasten bedeutet, seinen Weg zu gehen, selbst wenn dieser noch so schwer sein wird. Fasten bedeutet, die Gegenwart Gottes zu spüren und ihm zu vertrauen. Vertrauen auch dann, wenn Sie das Gefühl haben, vollkommen allein zu sein. Wenn Sie das Wort »allein« umdrehen, dann ergibt sich daraus »ein all«, also »eins mit dem All«. Und wenn Sie beim Fasten das Gefühl haben, »eins mit dem All« zu sein, dann haben Sie die Gegenwart Gottes unmittelbar erfahren. Mit dieser Haltung sollten Sie das Fasten beginnen.

Mir wurde häufig die Frage gestellt: »Was meinst du mit Fasten, Reinigung für Körper, Geist und Seele? Den Körper reinigen ist mir klar, auch der Geist gewinnt an Reinheit, und das Denken spielt sich auf einer anderen Bewußtseinsebene ab. Aber erkläre mir, wie kann man seine Seele reinigen? Kann man etwas reinigen, was gar nicht vorhanden ist?« Ich sage dann, daß ich diese Frage nicht beantworten kann. Es gibt Dinge, die nicht erklärbar sind, oder die, wenn sie erklärt werden, häufig zu verschiedenen Sichtweisen führen. Es ist der Name, nicht der Inhalt, welcher dann in den Vordergrund tritt. Namen aber kommen von der rationalen Ebene, Inhalte hingegen aus dem direkten individuellen Erleben. Das Wort »Vater« etwa hat für mich eine einmalige individuelle Bedeutung, die aus meiner spezifischen Sicht kommt. Für einen anderen Menschen ist dieser Vater »Mann«, für wieder einen anderen »Opa« und für noch andere ist er »Bruder, Schwager, Freund, Feind oder Gegner«. Und doch ist jedesmal dieselbe Person gemeint.

Die unmittelbare Antwort darauf, was es mit dem »Seele reinigen« auf sich hat, bekam ich in einem Zen-Sesshin von meinem Lehrer. Er erzählte folgende Geschichte:

»Wenn du einen leuchtenden blauen Kristall hast, und dieser Kristall liegt in einem Glas mit Milch, dann wirst du nur ganz schwach das Leuchten des Kristalls wahrnehmen. Aber die Sehnsucht, den Kristall in seiner ganzen Pracht und Herrlichkeit zu sehen, ist da und die Neugier natürlich auch. Also beginnst du, die Milch mit einem kleinen Löffel abzuschöpfen. Du beginnst zu löffeln, und nach einiger Zeit wird das Leuchten stärker. Vielleicht hast du jetzt eine Ahnung bekommen, wie der Kristall aussehen könnte, aber du siehst ihn noch nicht, also löffelst du weiter. Nach harter, mühseliger Arbeit kommt dieses Wunderwerk der Natur in seiner vollen Schönheit ans Tageslicht. Und du kannst dich seiner ganzen Schönheit und Klarheit erfreuen.

Der Kristall ist vergleichbar mit dem innersten Kern, der Seele, die Milch mit den Dingen, die die Seele verdunkeln. Das Glas, also die Form, kann mit dem Körper verglichen werden, das beides beinhaltet. Das Abschöpfen oder Ablöffeln der Milch ist vergleichbar mit der Reinigung der Seele.«

Mit jeder Yogastunde, mit jedem Fasten, werden Sie diesem Kristall ein Stück näherkommen. Und darin liegt der eigentliche und kostbare Wert des Fastens. Jedes Fasten trägt letztendlich dazu bei, mehr Klarheit in Ihr Leben zu bringen. Jeder Löffel, der diese Milch abträgt, trägt auch ein Stück zu dieser Klarheit bei, bis irgendwann einmal der Kristall in seinem vollen Glanz vor Ihnen liegt.

Die Gewichtsreduzierung und das Auskurieren von Krankheiten mögen für viele Menschen einen großen Stellenwert einnehmen. Aber das eigentliche Geheimnis des Fastens liegt hinter diesen beiden Dingen. Dieses Geheimnis ist nur persönlich erfahrbar. Und in dieser Erfahrbarkeit liegt die ganze Vergangenheit und Gegenwart und Zukunft begründet. Es ist der Punkt, an dem es keine Zweiheit mehr gibt. Ein Raum, der voll ist mit Liebe, Licht, Güte, Frieden und Glück. Ein Raum, in dem auch kein Leiden mehr vorhanden ist. Es ist der Moment, in dem Sie berührt werden von einer Kraft, die Sie noch nie in Ihrem Leben vorher wahrgenommen haben, und die doch seit Ihrer Geburt immer da war.

Das Geheimnis des Fastens besteht darin, diese Klarheit zu bekommen, diese innere Stimme wahrzunehmen, und ihr zu folgen. Ihr ganzes Leben wird sich dadurch verändern.

Die Einkaufsliste

Rechtzeitig vor Ihrem Fasten, sollten Sie folgendes einkaufen:
Obst und Rohgemüse,
verschiedene Sorten Kräuter- und Früchtetee,
Sauerkrautsaft, Rote-Beetesaft und Pflaumensaft
Buttermilch,
einen Klistiergummiball (gibt es in Sanitätshäusern),
Gemüsebrühe auf rein pflanzlicher Basis,
Obst- und Gemüsesäfte ohne Zucker,
eine Kiste stilles Mineralwasser ohne Kohlensäure,
Lavendelöl, Majoranöl, Melissenöl und Salbeiöl (alles bitte hundertprozentig ätherisch aus einem Naturkostladen).

Für die Yoga-Arbeit benötigen Sie folgende Dinge:
eine rutschfeste Unterlage 180x60cm (gibt es überall dort, wo es Teppiche gibt!),
zwei feste Decken,
ein festes Kissen,
ein Band mit Schlaufe, ca. 180cm,
zwei Holzklötze 24x6,5x13 cm,
einen Tennisball,
Wollsocken und
lockere Kleidung.

Für die fünf Aufbautage benötigen Sie folgende Lebensmittel:
Obst der Saison, insbesondere Äpfel, eine Avocado, eine Zitrone, 1 kg Möhren oder Karotten, frische Kräuter, Kartoffeln, Suppengrün, eine Knolle Sellerie, 200 g Lauch,
Butter, Frischkäse, Magerquark, Hüttenkäse, Dickmilch, einen Becher saure Sahne, zwei Eier, Butter- oder Kokosfett, Öl, 100 g Gouda, Knäcke- und Vollkornbrot,
Trockenobst,
Sesam, Sonnenblumenkerne, Mandeln, Leinsamen, 40 g Grünkern,
200 g Getreideschrot, Hefeflocken,
Vollkornbrösel,
ein Glas Meerrettich.

Die Sat-Kriyas

Bei den *Sat-Kriya*-Übungen handelt es sich um Reinigungstechniken aus dem Yoga. Sie sind bitte nicht zu verwechseln mit dem Kriya-Yoga von Satyananda und dem Kriya-Yoga von Yogananda. Die Sat-Kriyas heißen *Dhauti, Basti, Neti, Trataka, Nauli* und *Kapalabhati.*

Die Reinigung des Körpers spielt eine zentrale Rolle im Yoga und ist auch für das Fasten sehr wichtig. Ohne diese Reinigung des Körpers kann die Energie, die wir durch die *Asanas* (Yogahaltungen) und *Pranayama* (Lenkung der Lebensenergie) im Körper in Bewegung setzen, nicht ungehindert fließen. Ich empfehle Ihnen, einige der nachfolgend aufgeführten Sat-Kriyas jeden Tag zu üben, und zwar am besten morgens nach dem Aufstehen. *Vastra-Dhauti* (Magenreinigung mit einer Baumwollbinde) habe ich nur der Vollständigkeit halber aufgeführt. Diese Übung können Sie auslassen. Nauli sollten Sie nur unter der Aufsicht eines erfahrenen Lehrers üben. Daher habe ich es nicht beschrieben.

Diese Übungen können Sie auch nach dem Fasten weiterhin durchführen. Die Wirkungsweisen dieser sehr alten Reinigungstechniken sind sehr erstaunlich.

Dhauti

»Nun legt den Anfang eurer nassen Baumwollbinde auf die Zungenwurzel. Trinkt etwas Wasser und beginnt dann sofort zu schlucken.«

Hinter mir lag eine halbe Woche Pranayama (siehe Seite 114), vor mir lagen noch etwa sieben Meter Baumwollbinde, und ein unüberwindbarer Brechreiz hinderte mich daran, den Stoff hinunterzuschlucken. »Du mußt etwas Honig auf die Binde schmieren«, feixte mein Nebenmann, »dann geht es viel leichter!« Gesagt, getan, aber das einzige, was wirklich hinunterging, war der Honig. Ich habe diese Übung – sie heißt *Vastra-Dhauti* – zu Hause in Ruhe noch einmal gemacht; und siehe da, mit viel Geduld ging es dann auch ohne Honig.

Die etwa zehn Zentimeter breite Baumwollbinde wird zunächst ausgekocht und dann in ein Gefäß mit Wasser gelegt. Beim Schlucken bleibt man stets konzentriert. Der schlimmste Moment ist der, in dem der Brechreiz kommt. Dann schließt man auf jeden Fall den Mund und behält das Tuch drinnen. Man atmet so lange durch die Nase, bis der Brechreiz vergeht, und fängt dann wieder an zu schlucken. Zwischendurch trinkt man immer etwas Wasser. Dann geht es leichter. Wenn Sie diese Übung während des Fastens machen wollen, beginnen Sie damit, am ersten Tag vielleicht einen Meter Stoff zu schlucken, am zweiten Tag zwei und so weiter, bis Sie schließlich die ganzen sieben Meter unten haben. Aber bitte nicht ganz hinunterschlucken! Sie dürfen ja nichts essen. Auch keine Baumwollbinde. Also ziehen Sie den Stoff, nachdem Sie ihn geschluckt haben, langsam wieder heraus. Die Übung sollte nicht länger als zehn Minuten dauern, sonst beginnt der Verdauungsprozeß, und Sie bekommen das Tuch nicht mehr heraus.

In der *Hathayogapradipika* (Kap. II/25) ist hierzu zu lesen: »Husten, Asthma, Milzkrankheit, Aussatz und zwanzig Phlegmakrankheiten weichen durch die Macht der Dhauti-Übung. Daran ist kein Zweifel.« Nun, ich habe niemals an einer dieser Krankheiten gelitten, so daß ich diese Aussage nicht bestätigen kann, wohl aber kann ich bestätigen, daß der Schleim, der sich in der Speiseröhre und im Magen befindet, auf diese Weise absorbiert wird. Sie werden nach dieser Übung ein leichtes Körpergefühl haben.

Ein weiteres Dhauti ist *Vamana-Dhauti* (Erbrechen). Trinken Sie soviel lauwarmes Wasser wie möglich. Beugen Sie sich dann über ein Waschbecken und kitzeln Sie mit Zeige- und Ringfinger das Zäpfchen hinten im Rachen, um das Wasser wieder hervorzubringen. Wenn wir ein Gefäß mit lauwarmem Wasser säubern können, so können wir das auch mit unserem Magen tun. Dies ist die Vorstellung, auf der diese Übung basiert. Sie kann am Entlastungstag und am ersten Fastentag eine unschätzbare Hilfe bei auftretenden Kopfschmerzen sein. Ich rate Ihnen daher, sich *Vamana-Dhauti* gut einzuprägen.

Hier noch ein für das Fasten wichtiges Dhauti: *Jihva-Mula,* die Reinigung der Zunge. Nehmen Sie Ihren Zeige- und Mittelfinger und befreien Sie durch leichtes Massieren die Zunge von Ablagerungen. Leichter geht es mit einem Teelöffel. Sie werden sich wundern, was während des Fastens alles an Unreinheiten auf der Zunge abgesondert wird. Das ist ein Zeichen dafür, daß sich der Körper auch über die Zunge reinigt. Nach dem Fasten werden Sie einen ganz sensiblen Geschmack besitzen. Ich praktiziere die Reinigung der Zunge während des Fastens dreimal täglich.

Basti

Füllen Sie ein Gummiklistier mit lauwarmem Wasser. Reiben Sie die Tülle mit etwas Fettcreme ein. Dann führen Sie die Tülle in den After und drücken das Wasser hinein. Wenn Sie jetzt die Anusgegend zusammenziehen, entsteht ein Saugeffekt, der das Wasser tief in den Darm gelangen läßt. Halten Sie das Wasser fest, indem Sie den Schließmuskel kontrahieren. Dann lassen Sie alles heraus. Sollte das Wasser wider Erwarten nicht herauskommen, dann ist das ein Zeichen dafür, daß Sie zu wenig Flüssigkeit über den Mund aufnehmen. Der Körper holt sich diese Flüssigkeit dann über den Darm. Wenn Sie Ihrem Einlaufwasser eine Prise Kochsalz beifügen, wird das Wasser garantiert wieder zum Vorschein kommen.

Diese Reinigungsmethode heißt im Yoga *Basti.* Allerdings wird in der *Hathayogapradipika* (Kap. 2/14) keine Tülle des Klistiers, sondern ein Rohr in das Rectum eingeführt. Während man bis zum Nabel im Wasser hockt, zieht man die Anusgegend zusammen und saugt das Wasser durch den After ein. Dann läßt man das Ganze aus dem After hinaus. Sie können sich ja mal überlegen, wo Sie das in Ihrer Stadt oder in Ihrem Dorf machen wollen.

Die Reinigung des Darmes spielt beim Fasten eine zentrale Rolle. Wenn Sie nur mit Gemüse, Obst, Gemüsesäften und Buttermilch entlasten, dann sollten Sie Basti jeden Tag nach dem Aufstehen praktizieren. Wenn Sie meine Yogastunde zur Darmreinigung (siehe Seite 33 ff) praktizieren, wird Ihr Darm für die nächsten Tage keine zusätzliche Reinigung benötigen. Üben Sie Basti dann erst am dritten oder vierten Fastentag und dann an jedem folgenden Fastentag. Vielleicht wird an einigen Tagen aus dem Darm nur Schleim oder auch gar nichts kommen. Aber die Ausscheidung geht auch im Fasten weiter. Und selten werden Sie von allein Stuhlgang bekommen. Also müssen Sie nachhelfen.

In der *Hathayogapradipika* (Kap. II, Vers 27 und 28) heißt es, daß diese Übung alle Krankheiten auslöscht, wie Tumore im Unterleib, Erkrankungen der Milz, der Leber, der Harnröhre, Verdauungsstörungen, Verstopfung und Hämorrhoiden. In der Fastenzeit ist sie eine der wichtigsten Übungen.

Neti

Es gibt zwei Formen von Neti: *Jala-Neti* und *Sutra-Neti.*

Jala-Neti: Nehmen Sie eine kleine Kanne mit einer Tülle. Füllen Sie diese Kanne mit abgekochtem Salzwasser. Wenn Sie zuwenig Salz nehmen, werden die Nasenschleimhäute anschwellen, nehmen Sie zuviel, trocknen sie aus. Dosieren Sie also richtig. Eine kleine Prise reicht vollkommen aus.

Jetzt halten Sie den Kopf schräg und führen die Tülle in das obere Nasenloch. Beginnen Sie immer mit dem Nasenloch, das am weitesten geöffnet ist. Halten Sie den Mund geöffnet und atmen Sie nur noch durch den Mund. Wenn Sie die Übung richtig machen, dann läuft das Wasser jetzt aus dem unteren Nasenloch heraus. Wechseln Sie dann das Nasenloch.

Zum Schluß beugen Sie sich im Winkel von 90 Grad nach vorn und halten den Kopf schräg, damit alles Wasser aus den Nasengängen herauslaufen kann. Dadurch werden die Nasengänge trockengelegt. Dieses Trockenlegen ist sehr wichtig, sonst kann es leicht zu Entzündungen im Nasen-Rachenraum kommen. Danach üben Sie *Kapalabhati.*

In der *Hathayogapradipika* (Kap. II, Vers 30) ist hierzu zu lesen: »Neti reinigt den Kopf, verleiht einen scharfen Blick und bewältigt die Menge von Krankheiten, die oberhalb des Schlüsselbeines entstehen.« Aus meiner eigenen Krankheitsgeschichte möchte ich zur Wirkungsweise von Jala-Neti noch folgendes erzählen. Soweit ich mich erinnern kann, hatte ich immer Schwierigkeiten mit meinen Nasennebenhöhlen. Das war so schlimm, daß ich mich einer Operation unterziehen mußte. Dann begann ich mit Yoga und kam mit den Sat-Kriyas in Berührung. Jala-Neti habe ich mehrere Jahre jeden Tag praktiziert. Die Beschwerden sind verschwunden, ich habe eine freie Nase, und Erkältungskrankheiten kommen nur noch sehr selten.

Sutra-Neti: Bei diesem Neti wird statt des Wassers ein dünner Gummischlauch genommen. Der Schlauch wird zunächst ausgekocht und dann in warmes Wasser gelegt. Er wird durch das freiere Nasenloch bis hoch in den Nasen-Rachenraum geführt. Das kann unter Umständen zu Niesreizen führen. Ein Tip: Ziehen Sie den Schlauch nicht heraus, sondern warten Sie, bis der Niesreiz vorbei ist. Dann schieben Sie weiter. Irgendwann wird der Schlauch im Rachenraum ankommen. Mit Zeige- und Mittelfinger greifen Sie in den Mund und fassen den Faden. Das kann zu einem Brechreiz führen. Also vorsichtig üben. Wenn Sie den Schlauch gefaßt haben, halten Sie ihn an beiden Enden und massieren auf diese Weise den Nasengang und den Rachenraum. Das befreit von Ablagerungen und Schleim. Nach einiger Zeit ziehen Sie den Schlauch aus dem Mund wieder heraus.

Trataka

Stellen Sie eine brennende Kerze etwa einen Meter vor sich in Augenhöhe auf. Sitzen sie aufrecht. Jetzt schauen Sie mit unbeweglichen Augen (bitte nicht zwinkern) in die Flamme, und zwar so lange, bis sich die Augen mit Tränen füllen. In der *Hathayogapradipika* wird gesagt, daß *Trataka* geheimgehalten werden soll wie ein Korb, der Gold enthält.

Trataka ist nicht nur eine Reinigungstechnik, sondern auch eine gute Konzentrationsübung zur Vorbereitung auf die Meditation. Wenn Ihr Kopf voll ist mit Gedanken, dann üben Sie Trataka. Sie werden diese wohltuende Übung sehr schnell zu schätzen lernen.

Nauli

Sie sollten Nauli nur unter Aufsicht eines ausgebildeten Yogalehrers üben. Ein Verzeichnis qualifizierter Lehrer bekommen Sie vom Berufsverband Deutscher Yogalehrer (BDY), Heinrich-Grob-Straße 48, 97250 Erlabrunn, Tel. 0 93 64 / 47 97.

Kapalabhati

Ich übe Kapalabhati immer nach Jala-Neti. Dadurch wird die Nase vollkommen trockengelegt. Eine Beschreibung von Kapalabhati habe ich im Kapitel Pranayama auf Seite 115 gegeben.

Der Entlastungstag

Einer der wichtigsten Tage Ihrer Fastenzeit liegt vor Ihnen: der Entlastungstag. Erfahrungsgemäß ist an diesem Tag die Rückfallquote hoch, weil die Fastenden aus Unkenntnis der physiologischen Zusammenhänge bei der kleinsten Schwierigkeit unsicher werden und abbrechen.

Es kann zu Kopfschmerzen, bis hin zur Migräne kommen. Sie werden vielleicht unter Übelkeit leiden und sich erbrechen. Nervosität, Mißmutigkeit und Gereiztheit sind weitere Zeichen dafür, daß der Umstellungsprozeß im Körper begonnen hat. Oftmals ist zu beobachten, daß es sich hierbei um Entzugserscheinungen handelt. Wenn Sie in den letzten Jahren regelmäßig geraucht oder schwarzen Kaffee getrunken haben, wird Ihr Körper jetzt danach verlangen. Wenn er diese Dinge nicht mehr bekommt, wird er vielleicht sagen: »Gut, du gibst mir das nicht, also werde ich dir Kopfschmerzen machen, und zwar so lange, bis du meinem Verlangen nachgibst.« Sie können sicher sein, daß Ihre Kopfschmerzen sehr schnell verschwinden, wenn Sie jetzt zur Zigarette, zum Kaffee oder zu einer Tafel Schokolade greifen. Aber wir wollen schließlich fasten, und da sind solche Dinge nicht erlaubt. Wenn Sie Ihren Süchten trotzdem nachgeben, werden Sie die volle Tiefe der Fastenzeit niemals erreichen. Fasten und gleichzeitig Genußmittel zu sich zu nehmen, ist etwa so, als würden Sie ein Auto im ersten Gang auf hundert Stundenkilometer jagen und gleichzeitig die Handbremse ziehen. Was meinen Sie wohl, wie lange Ihr Motor das mitmacht?

Also, die Kopfschmerzen werden vergehen, Übelkeit, Mißmutigkeit und Nervosität ebenfalls. Sie sind wirklich nur Zeichen dafür, daß Ihr Körper umstellt. Und es gibt einige Tricks, um den Körper zu überlisten und den Entlastungstag nicht zur Tortur werden zu lassen. Eine Möglichkeit besteht darin, daß Sie mit Ihrem Körper reden. Sagen

Sie ihm: »Ich werde jetzt eine Woche fasten. Und ich möchte in dieser Zeit nicht rauchen. In sieben Tagen wirst du deine Zigaretten wieder bekommen, wenn sie dir dann noch schmecken.« Fordern Sie Ihren Körper wirklich auf, Geduld zu haben. Sprechen Sie mit ihm. Überzeugen Sie ihn, daß das, was Sie für sich tun wollen, wichtig und gut ist. Er wird das verstehen.

Mir hat es immer Schwierigkeiten bereitet, meinen Kaffeegenuß beim Fasten einzustellen. Allein der Gedanke daran hat mir immer Kopfzerbrechen bereitet (verstehen Sie den Zusammenhang?). Hier eine kleine List: »Wenn du mir meinen Kaffee nicht gibst, werde ich furchtbar böse!« »Okay, du sollst deinen Kaffee bekommen!« In der Küche habe ich mir eine heiße Tasse Milch gemacht. Dann habe ich mir ein ganz klein wenig schwarzen Kaffee gekocht und diesen in die Milch getan. »Hier hast du deinen Kaffee, und nun sei zufrieden.« Mein Körper war zufrieden und die befürchteten Kopfschmerzen sind nicht gekommen.

Wichtig ist, daß Sie am Entlastungstag für einen leeren Darm sorgen. Sonst kann der Körper nicht auf Fasten umstellen. Und das gibt Probleme. Wenn Sie nämlich nichts mehr essen und sich noch Rückstände im Darm befinden, verarbeitet der Körper zunächst die Dinge, die bereits zur Ausscheidung vorgesehen sind, und das kann unter Umständen auch Kopfschmerzen verursachen und zu einem ständigen Hungergefühl führen. Wenn Sie in der letzten Woche sehr leichte Kost gegessen haben, wird Ihnen die Entlastung heute keine Schwierigkeiten bereiten. Eine vorangegangene Woche mit schwerer Kost aus Fleisch, Eiern, Pilzen und Kartoffelklößen macht die Entlastung schwerer. Bitte jetzt keine Panik. Wenn Sie ohnehin guten Stuhlgang haben (zweimal täglich), wird sich der Darm auf natürliche Weise entleeren, und Sie brauchen nicht nachzuhelfen. Klappt es mit dem Stuhlgang nicht so gut, so essen Sie am Entlastungstag bitte nur Obst und Gemüse, vor allem Äpfel, Karotten und Sellerie. Auch der Verzehr von Sauerkraut hat sich als sehr förderlich erwiesen. Diese Dinge werden Ihren Darm auf natürliche Weise in Schwung bringen, und Sie brauchen keine

Hilfsmittel zur Darmentlastung zu verwenden. Trinken Sie viel Flüssigkeit. Flüssigkeit ist das Transportmittel für Ihren Darm. Sie können Kräutertee, Buttermilch, Kefir, Sauerkraut- oder Rote-Beetesaft trinken. Und viel Mineralwasser ohne Kohlensäure. Bitte nicht alles auf einmal, sondern auf den ganzen Tag verteilt. Ein Glas ganz heißer Pflaumensaft (wirklich so heiß wie möglich), in kleinen Schlucken getrunken, kann ebenfalls durchschlagenden Erfolg haben.

Die Darmreinigung

Die nachfolgend beschriebene Darmreinigung ist die intensivste Form der Darmreinigung überhaupt. Sie benötigen dafür zwei Liter Salzwasser (ca. 10 Gramm Salz pro Liter) oder gekörnte Brühe. Die Brühe schmeckt natürlich besser und ist leichter zu trinken. Haben Sie dem Wasser zuwenig Salz beigefügt, wird es über die Blase ausgeschieden. Wenn das der Fall ist, nehmen Sie entsprechend mehr Salz und wiederholen den Übungszyklus.

Außer dem Salzwasser brauchen Sie eine Wärmflasche und ein Klistier. Nach der Darmreinigung essen Sie weißen Reis (bitte auf keinen Fall Vollkornreis) mit 40 Gramm geklärter Butter.

Die Butter wird erhitzt und, wenn sie zu schäumen beginnt, durch ein Baumwolltuch gegossen.

Lesen Sie die nachfolgenden Erklärungen und schauen Sie sich die Bilder zum Übungsablauf an. Üben Sie den gesamten Zyklus mehrere Male trocken, das heißt ohne Salzwasser. Erst wenn Sie sich sicher sind, daß Ihr Atem dabei ruhig fließt, können Sie mit Salzwasser im Bauch üben. Durch das ständige Dehnen und Strecken während dieser Übung werden die Verdauungsklappen im Darm geöffnet. Normalerweise beginnt die Ausscheidung bereits nach einem einzigen Übungsdurchgang. Das Salzwasser löst die verklebten Darmzotten und spült den Restkot aus den Darmschlaufen. Zunächst kommt der feste Kot. Dann wird der Stuhlgang immer wässriger, bis zum Schluß nur noch ganz klares Wasser austritt. Das ist ein Zeichen dafür, daß der Darm leer ist. Wenn Sie nichts ausscheiden, trinken Sie erneut zwei bis drei Gläser Wasser und beginnen den Übungszyklus von vorn. Kommt nach dem zweiten Durchgang immer noch nichts, sollten Sie sich einen Einlauf machen, wie unter Basti auf Seite 27 beschrieben.

Nach der Ausscheidung legen Sie sich eine Wärmflasche auf die Leber und halten unbedingt eine Stunde Ruhe. Wahrscheinlich werden Sie einschlafen. Nach dieser Ruhepause essen Sie Ihre Mahlzeit aus Reis und geklärter Butter. Das dürfen Sie auf keinen Fall vergessen, denn die Reisstärke in Verbindung mit der Butter kleidet die Darmwände aus und gibt dem Darm seinen natürlichen Schutz wieder.

Manchmal kann es beim ersten Durchgang zu Übelkeit kommen. Das ist ein Zeichen dafür, daß sich die erste Verdauungsklappe, der Pförtner, nicht geöffnet hat. Jetzt haben Sie das ganze Salzwasser im Magen. Machen Sie *Vamana-Dhauti* (siehe Seite 26).

Warnung: Warten Sie nach der Darmreinigung mit der Aufnahme von Flüssigkeit, auch wenn Sie ein starkes Durstgefühl verspüren (das ist ganz normal). Trinken Sie in den nächsten zwei bis drei Stunden noch nichts. Vermeiden Sie auf jeden Fall Milch oder Milchprodukte. Nehmen Sie ab sofort keine Genußmittel mehr zu sich. Obst und Gemüse (auch als Saft) sind nicht erlaubt! Trinken sie klares Mineralwasser ohne Kohlensäure oder besser Kräutertees. Wenn Sie gegen diese Warnung verstoßen, kann das zu ersten gesundheitlichen Beschwerden führen.

Da der Darm jetzt vollkommen leer ist, wird es einige Zeit dauern, bis der nächste Stuhlgang kommt. Nach spätestens drei Tagen ohne Stuhlgang sollten Sie sich einen Einlauf machen. Trinken Sie jetzt zwei bis drei Gläser Wasser, und beginnen Sie ohne Hast mit ruhigem Atem die Übungsfolge.

1. *Tadasana,* die Berghaltung. Die genaue Anweisung für diese Haltung finden Sie auf Seite 97, Bild 5/6. Sammeln und zentrieren Sie sich. Achten Sie auf einen ruhigen Atemfluß.

2. Stehen Sie in Tadasana, die Beine hüftbreit, die Außenkanten der Füße parallel zueinander. Atmen Sie aus. Mit der nächsten Einatmung gehen Sie weit auf die Zehenspitzen und strecken dabei Ihre Arme weit über den Kopf nach oben. Dehnen Sie den ganzen Bauchraum. Ausatmend kommen Sie zurück auf die Füße, die Arme neben den Oberschenkeln. Es ist nicht notwendig, die Füße ruhig zu halten. Tippeln Sie ruhig auf der Stelle.

3. Stellen Sie sich wieder in Tadasana. Legen Sie Ihre Fersen zusammen. Jetzt drehen Sie die Zehen so weit wie möglich nach außen. Das sieht etwa so aus wie die Fußhaltung von Charlie Chaplin. Stehen Sie aufrecht und atmen Sie aus.

4. Mit der nächsten Einatmung strecken Sie beide Arme weit nach oben. Achtung, bitte nicht ins Hohlkreuz fallen. Schieben Sie die Hüften weit nach vorn.

5. Fassen Sie jetzt mit der linken Hand das rechte Handgelenk und beugen Sie sich mit der nächsten Ausatmung sanft nach links. Was macht Ihr Becken? Stehen Sie im Hohlkreuz? Um das zu verhindern, schieben Sie die Hüften weit nach vorn. Sind Ihre Beine noch gestreckt? Spüren Sie eine Dehnung in der rechten Seite?

6. Mit der nächsten Einatmung kommen Sie zur Mitte zurück und wechseln dann zur anderen Seite.

7. Stehen Sie in Tadasana (Bild 1). Atmen Sie ein und strecken Sie die Arme nach oben über den Kopf. Bleiben Sie mit Ihren Füßen am Boden. Ausatmend beugen Sie sich aus den Hüften heraus nach vorn. Winkeln Sie die Beine etwas an und lassen Sie Ihren Bauch entspannt.

8. Atmen Sie ein und drehen Sie ausatmend den Oberkörper nach rechts. Die Beine können Sie dazu leicht beugen. Einatmend kommen Sie dann zurück zur Mitte.

9. Mit der nächsten Ausatmung drehen Sie den Oberkörper nach links. Einatmend wieder zur Mitte und so weiter, zu jeder Seite fünfmal. *Hinweis:* Stehen Sie fest auf Ihren Füßen und halten Sie die Augen in jedem Fall geöffnet.

10. Liegen Sie auf dem Bauch. Legen Sie sich eine zusammengerollte Decke unter das Schambein. Das wird Ihre Lendenwirbelsäule schützen. Stellen Sie Ihre Hände genau unter Ihre Schultern. Atmen Sie aus.

11. Atmen Sie ein und richten Sie ihren Oberkörper auf.

12. Ausatmend drehen Sie den Kopf zur linken Schulter, den Blick zu den Fersen. Einatmend den Kopf zurück zur Mitte.

13. Ausatmend dann zur anderen Seite üben. Wiederholen Sie die Übung zu jeder Seite fünfmal. Dann kommen Sie mit einer Ausatmung zurück auf den Bauch (Bild 10). Zum Ausgleich legen Sie dann beide Fäuste unter Ihren Bauch. Das wird Ihre Lendenwirbelsäule entlasten. Halten Sie mindestens eine Minute Ruhe! *Hinweis:* Wenn Sie trotz der Decke ein unangenehmes Gefühl im unteren Rücken haben, dann schieben Sie Ihre Hände etwas weiter nach vorn. Achten Sie auf die angegebene Atemführung!

14. Legen Sie sich eine Decke oder Ihren Holzklotz unter das Gesäß. Legen Sie das linke Bein nach außen, und zwar so, daß die linke Ferse an der linken Gesäßhälfte liegt. Stellen Sie das rechte Bein auf. Mit beiden Händen halten Sie das rechte Knie. Einatmend heben Sie den Oberkörper leicht an.

15. Ausatmend drehen Sie sich jetzt um die eigene Achse nach rechts. Einatmend zurückdrehen, ausatmend wiederholen. Nach der zehnten Drehung wechseln Sie zur rechten Seite. Achten Sie darauf, daß der Oberschenkel dicht am Bauch liegt. Mit Hilfe des linken Ellenbogens haben Sie die Möglichkeit, den Druck auf die rechte Bauchseite zu verstärken.

16. Lagern Sie das Becken auf zwei gefalteten Decken. Gesäß und Beine liegen dicht an der Wand. Beginnen Sie jetzt mit ihren Händen eine kreisende Bauchmassage. Bitte immer rechts herum, also im Uhrzeigersinn massieren.

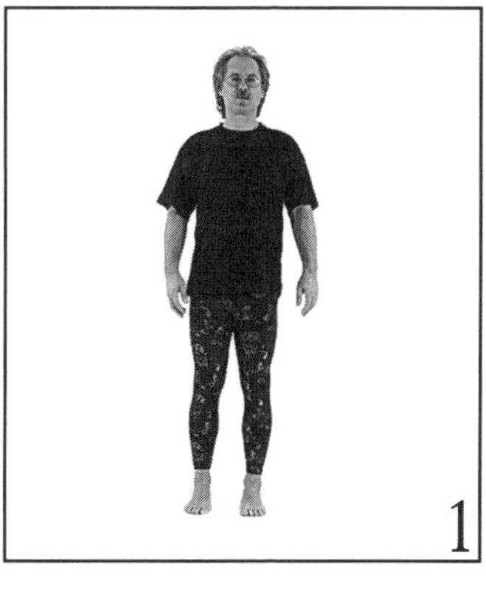
1

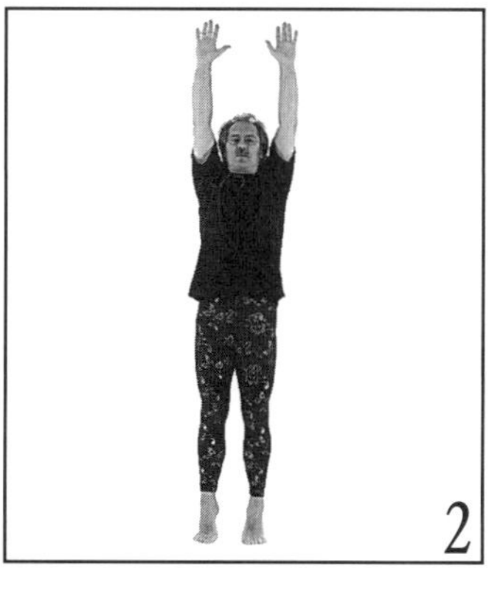
2

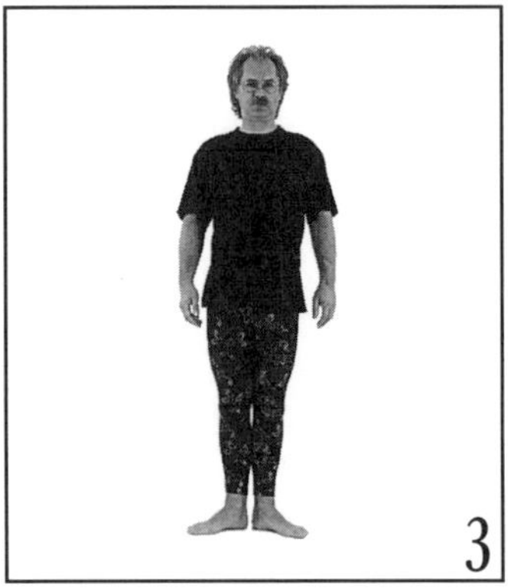
3

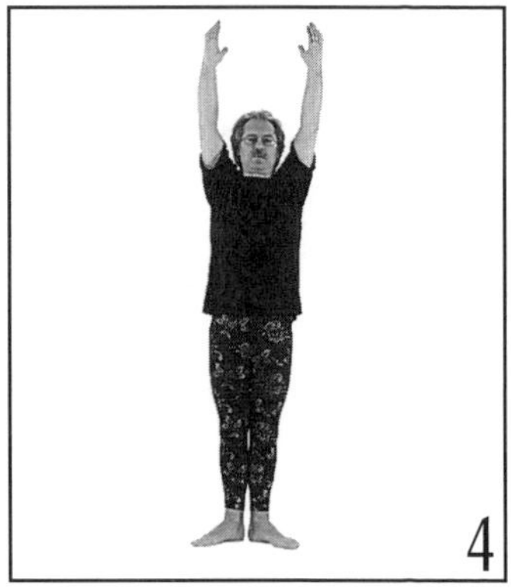
4

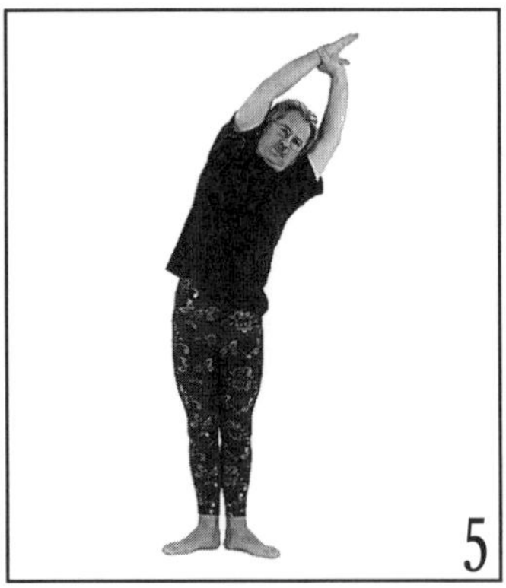
5

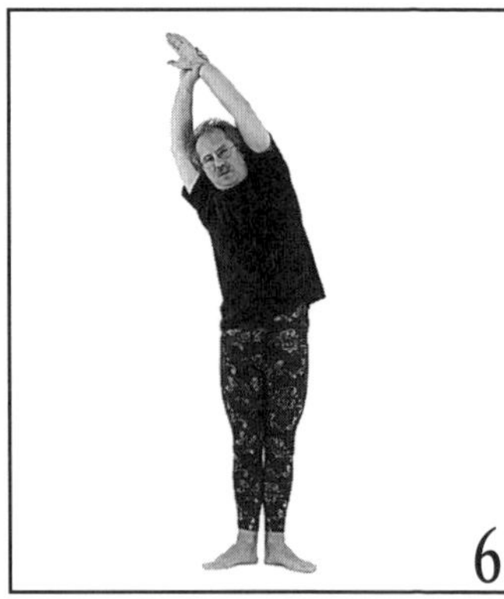
6

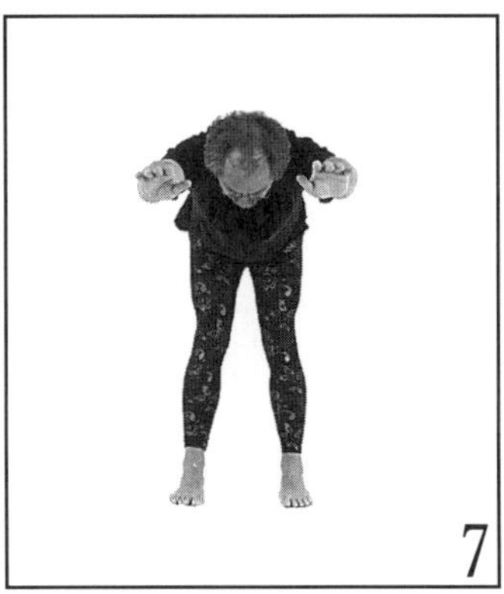
7

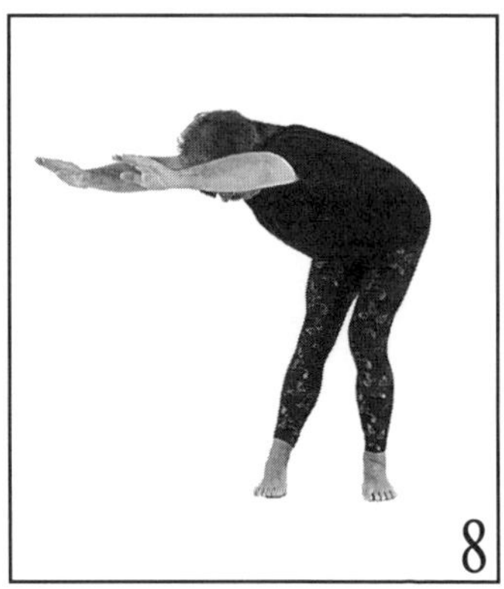
8

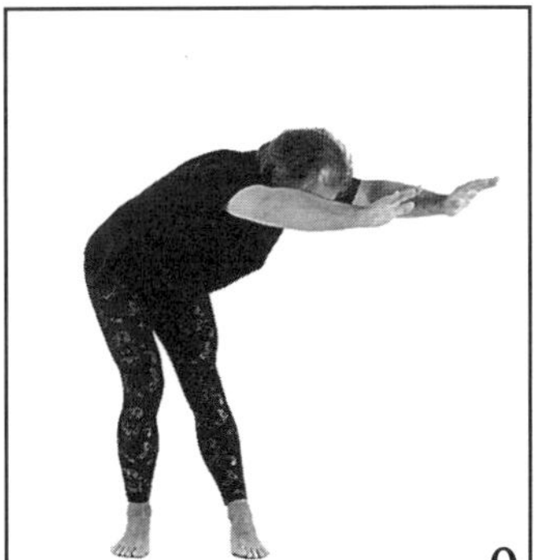
9

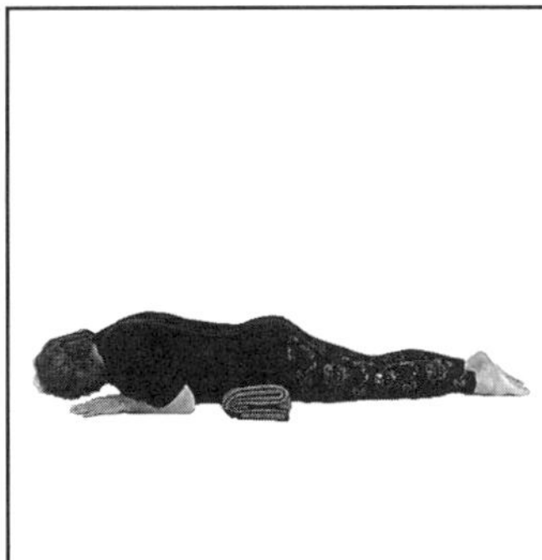
10

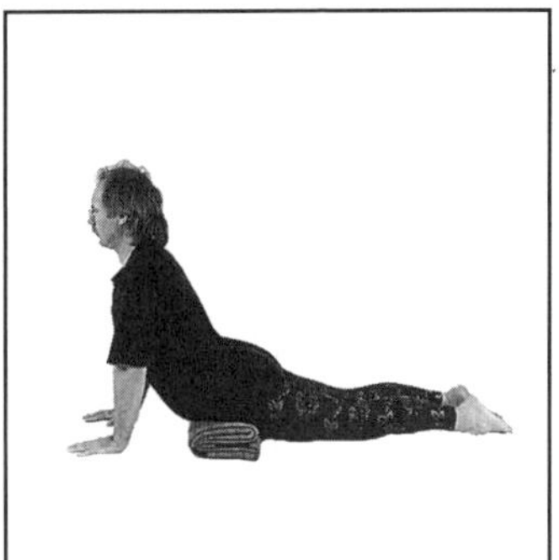
11

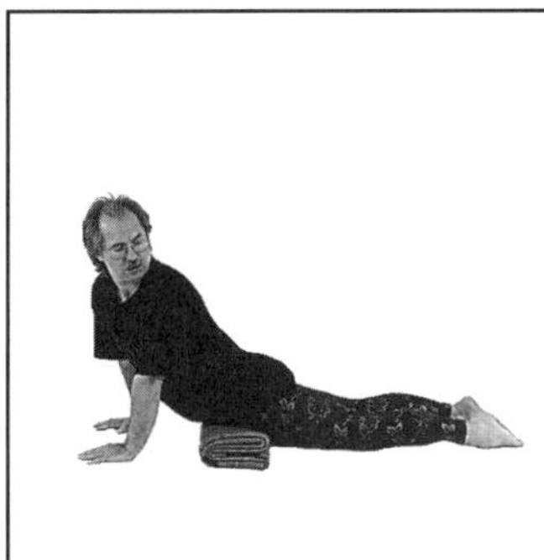
12

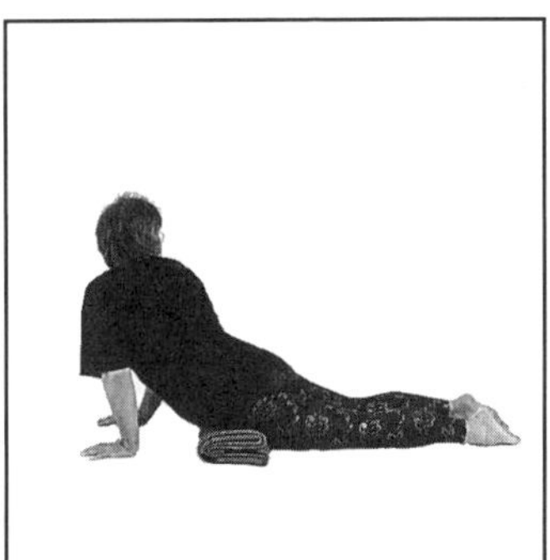
13

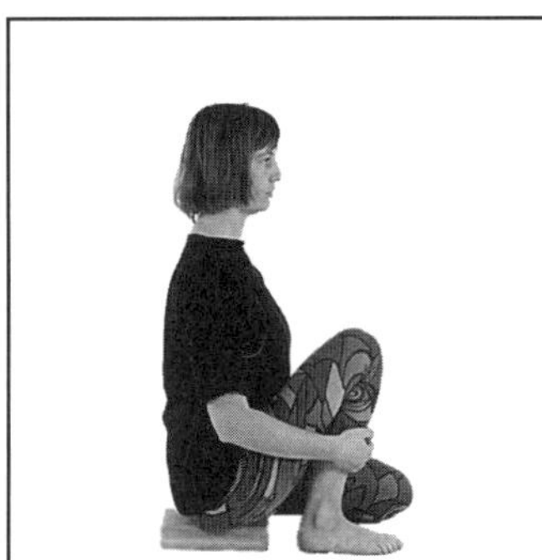
14

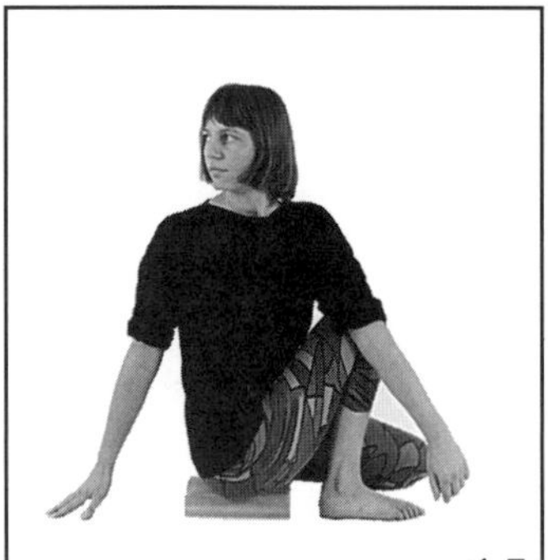

15

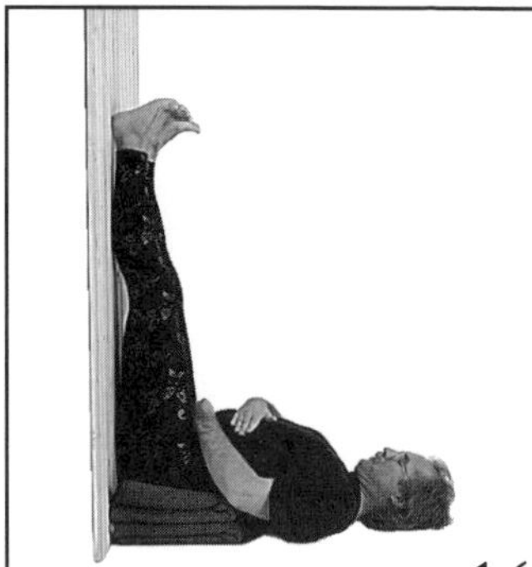

16

Was tun bei Kopfschmerzen?

Am Entlastungstag oder am ersten Fastentag kann es zu Kopfschmerzen kommen. Machen Sie in diesem Fall jeweils zehn Minuten lang folgende Übungen:

1. Zunächst eine Übung mit dem Tennisball. Sie stammt nicht aus dem Yoga, sondern aus der Eutonie. Legen Sie sich auf den Rücken. Spüren Sie den Abstand zwischen Ihrem Nacken und dem Boden. Sie können diesen Zwischenraum auch mit Ihren Händen ertasten. Nehmen Sie einen Tennisball und legen Sie ihn sich unter den Hinterkopf – am höchsten Punkt, so daß der Nacken gut gestreckt ist. Es kann sein, daß in den ersten Minuten dieser Übung ein Druck im Kopf entsteht oder daß die Schmerzen sich noch erhöhen. Bleiben Sie trotzdem ruhig liegen. Atmen Sie in Ihrer Vorstellung den Schmerz und alle unangenehmen Dinge in den Ball aus und vom Ball dann in den Boden hinein. Bleiben Sie etwa zehn Minuten lang auf dem Ball liegen. Nachdem Sie die Übung beendet haben, können Sie wieder einige Zeit nachspüren. Wie fühlt sich Ihr Hinterkopf jetzt an? Hat sich die Auflagefläche des Kopfes vergrößert? Wie

ist jetzt der Abstand zwischen Nacken und Auflagefläche? Hat sich dort etwas verändert?

2/3. Wenn Sie einen lieben Partner haben, mit dem Sie fasten, dann können Sie auch folgende Übung zu zweit durchführen. Sie benötigen hierfür ein Handtuch. Legen Sie Ihren Kopf auf das Handtuch. Der Partner greift nun die beiden Enden und hebt den Kopf dabei etwas an. Wichtig: Nicht Sie heben Ihren Kopf, sondern der Partner! Ihre Aufgabe ist es, vollkommen passiv zu sein und zu genießen. Der Partner hat nun verschiedene Möglichkeiten, Ihren Kopf im Handtuch zu bewegen. Sie sollten diese Übung nicht zu schnell machen. Lassen Sie sich etwa zehn Minuten Zeit, und sprechen Sie mit Ihrem Partner, bevor Sie die Rollen wechseln.

4. *Uttanasana*-Variante. Stellen Sie sich im Abstand von etwa einem halben Meter mit dem Rücken an eine Wand, die Beine hüftbreit auseinander. Beugen Sie dann den Oberkörper mit dem Ausatmen nach vorn und strecken Sie die Beine durch. Kopf, Nacken und Schultern hängen völlig passiv nach unten. *Hinweis:* Wenn sich Ihr unterer Rücken unliebsam bemerkbar macht, beugen Sie die Beine ein wenig.

5. Legen Sie Ihre Waden auf einen Stuhl. Der untere Rücken wird hierbei vollkommen entlastet. Die Hände können Sie entweder auf den Boden oder aber auf Ihren Bauch legen.

6. *Viparita-Karani.* Diese Haltung dürfte Ihnen schon bekannt sein. Sie finden sie auch auf Seite 40 bei den Übungen zur Darmreinigung.

7. *Sarvangasana*-Variante. Diese Form des Schulterstandes ist passiv. Legen Sie eine gefaltete Decke vor einen Stuhl. Knien Sie vor der Decke und rollen Sie über den Hinterkopf vorwärts, so daß Sie mit den Schultern

auf der Decke stehen. Legen Sie das Kreuzbein (nicht die Lendenwirbelsäule!) auf die Sitzfläche des Stuhles. Sie können die Sitzfläche mit einer rutschfesten Matte polstern. Das gibt Ihrem Becken Stabilität. Die Waden liegen auf der Stuhllehne, ebenfalls mit einer Decke abgepolstert. Bleiben Sie vollkommen passiv und versuchen Sie, ganz zu entspannen. In den ersten Minuten kann es etwas unangenehm werden, weil das ganze Blut aus den Beinen zunächst in den Kopf fließt. Das kann auch den Druck im Kopf erhöhen. Erfahrungsgemäß stellt sich der Kreislauf sehr schnell um. Das Blut wird zurück in die Beine gepumpt, und der Kopf wird frei. In dieser Haltung bin ich schon oft eingeschlafen. Am einfachsten kommen Sie zurück, wenn Sie mit dem Gesäß auf die Sitzfläche des Stuhles rutschen, dort einen Moment verweilen und dann auch diese Haltung auflösen. *Hinweis:* Sie sollten diese Haltung nicht üben, wenn Sie Ihre Menstruation haben, an sehr hohem Blutdruck, Schilddrüsenüberfunktion oder Augenhochdruck leiden. Lassen Sie in diesen Fällen auch die folgende Übung (Bild 8) aus und wählen Sie eine andere Haltung.

8. *Halasana*-Variante. Legen Sie zwei gefaltete Decken vor einen Stuhl. Die Schultern liegen auf den gefalteten Decken. Der Kopf liegt unter der Sitzfläche des Stuhles. Atmen Sie aus. Mit der Kraft des Einatmens und mit der Kraft Ihrer Arme stoßen Sie sich vom Boden ab und legen Ihre Beine auf die Sitzfläche. *Hinweis:* Lassen Sie Ihren Rücken unbedingt aufgerichtet. Das können Sie erreichen, indem Sie zwischen Oberschenkel und Sitzfläche einige Decken legen.

9. Ausgleichshaltung. Sitzen Sie auf einer gefalteten Decke. Stellen Sie die Beine auf. Umfassen Sie Ihre Knie, und legen Sie Ihren Kopf entspannt nach vorn. Schultern und Nacken ganz loslassen.

10. Wenn Sie in den Leisten gelenkig sind, setzen Sie sich in den Schneidersitz oder in *Siddhasana* (siehe Seite 106, Bild 44). Legen Sie den Kopf auf Ihren hochkant gestellten Holzklotz. Die Arme bleiben vollkommen entspannt. Durch den Druck des Kopfes auf den Klotz werden die Kopfschmerzen schnell verschwinden. Sie können sich auch vorstellen, daß der Schmerz aus der Stirn in den Boden und von dort über den Klotz in die Erde fließt.

11. *Yoga-Mudra.* Sitzen Sie auf den Fersen. Mit einer Ausatmung legen Sie den Kopf auf einen Turm aus zwei Fäusten. *Hinweis:* Bleiben Sie mit dem Gesäß auf den Fersen.

12. Das ist eine Variante von Yoga-Mudra. Ich empfehle Sie Menschen, die Probleme im unteren Rücken haben. Dadurch, daß Sie die Hände auf den unteren Rücken legen, wird die Lendenwirbelsäule entlastet. Außerdem wird das Gesäß mehr auf die Fersen gezogen. Dadurch können Sie besser entspannen.

13. Wenn Sie sehr flexibel im Rücken sind, können Sie Ihre Arme auch nach vorn strecken. Dadurch wird der Rükken über die gesamte Fläche gedehnt. Der Kopf liegt mit der Stirn am Boden.

14. *Paschimottanasana*-Variante. Legen Sie mehrere Decken auf Ihre gestreckten Beine. Mit einer Ausatmung legen Sie dann den Kopf und die Arme auf die Decken.

15. Legen Sie unter Ihre Schulterblätter mehrere gefaltete Decken. Die Arme liegen entspannt oberhalb des Kopfes. Die Füße können Sie etwas erhöht lagern. Das entlastet den unteren Rücken.

16. Mit Hilfe eines Partners können Sie die vorangegangene Übung noch verstärken. Der Partner liegt in der auf

Bild 13 gezeigten Position. Setzen Sie sich behutsam auf das Kreuzbein Ihres Partners und rollen Sie langsam zurück. Sie beenden diese Übung, indem Sie Ihrem Partner im wahrsten Sinne des Wortes einfach »den Buckel runter rutschen«. *Hinweis:* Sie dürfen diese Haltung nicht üben, wenn Sie unter Bluthochdruck und Schilddrüsenüberfunktion leiden.

17/18. *Apanasana.* Mit einer Ausatmung ziehen Sie beide Beine auf den Bauch. Halten Sie die Finger so, daß sie zu den Füßen zeigen. Der Nacken ist gestreckt. Eventuell können Sie eine kleine Decke unter den Kopf legen. Üben Sie jetzt mit dem Fluß Ihres Atems, indem Sie mit jeder Ausatmung die Knie zum Bauch bewegen und mit jeder Einatmung in den Raum (Bild 18). Bei der Bewegung in den Raum sind die Arme gestreckt. Achten Sie darauf, daß die Bewegung aus den Beinen kommt und nicht aus dem Schulter-Nackenbereich. Beobachten Sie Ihren unteren Rücken!

19. *Savasana.* Diese wohltuende Yogahaltung habe ich ausführlich auf Seite 105, Bild 43 beschrieben.

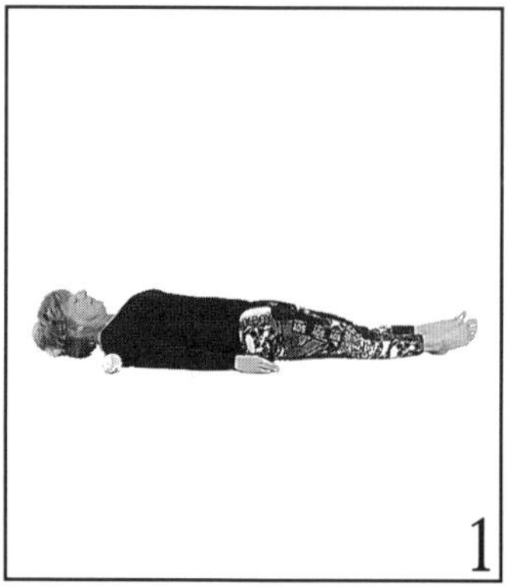

1

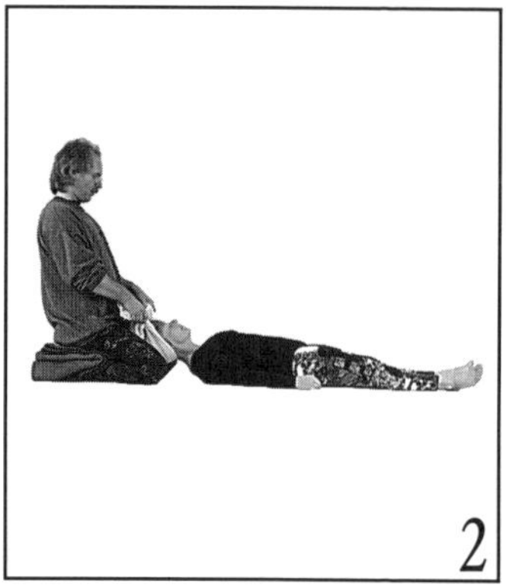

2

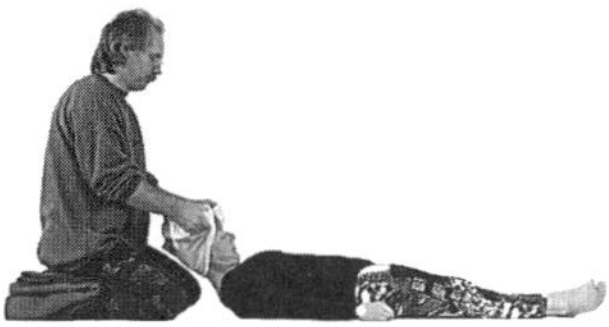

3

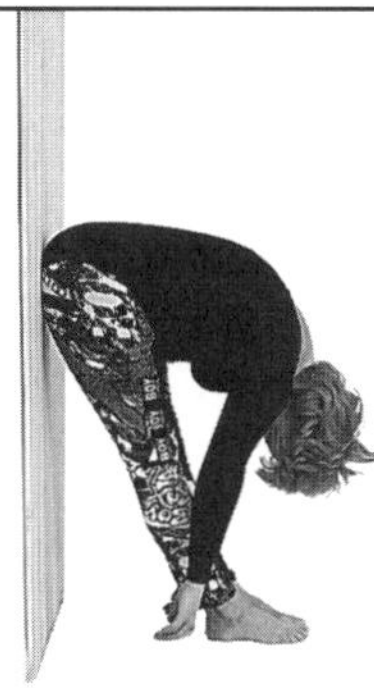

4

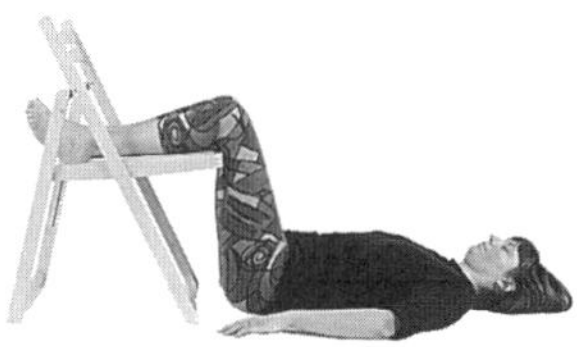

5

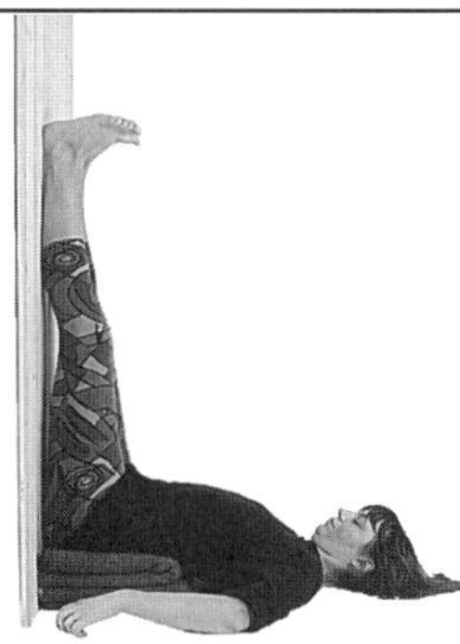

6

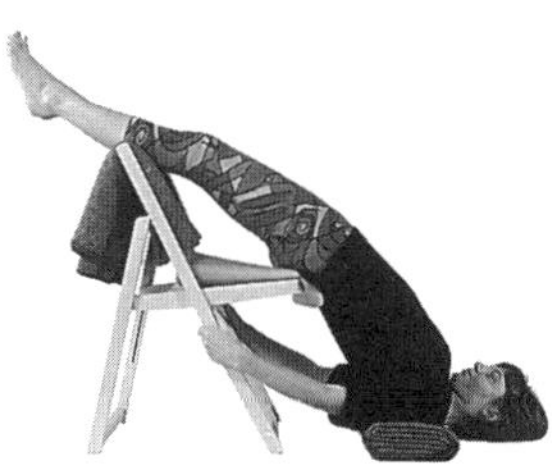

7

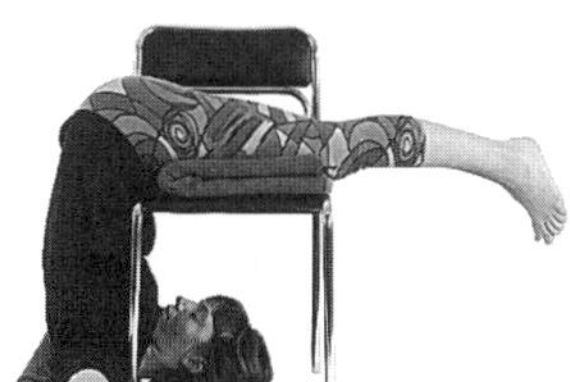

8

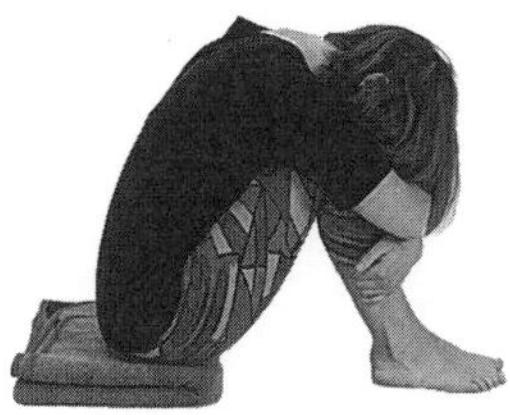
9

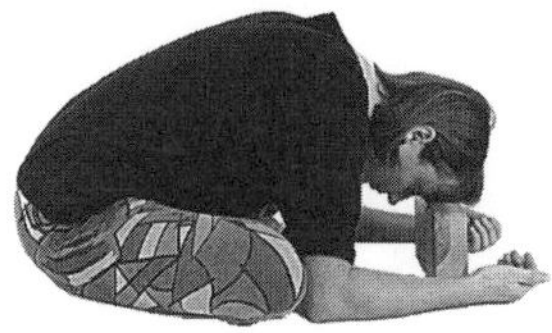
10

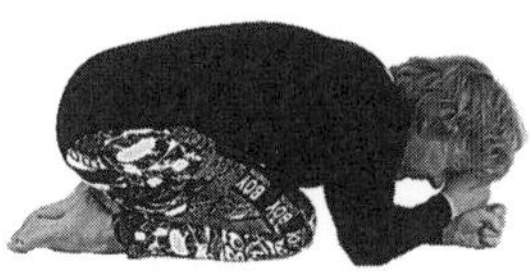
11

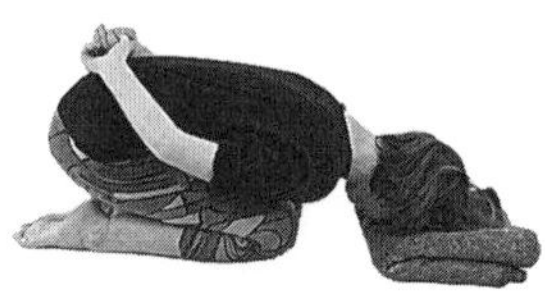
12

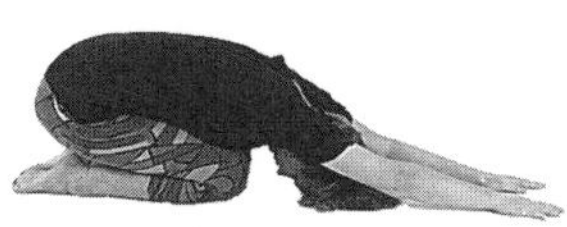
13

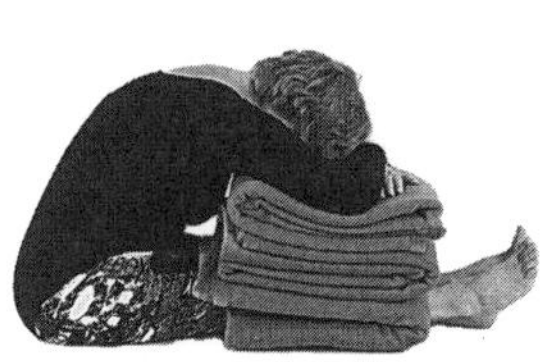
14

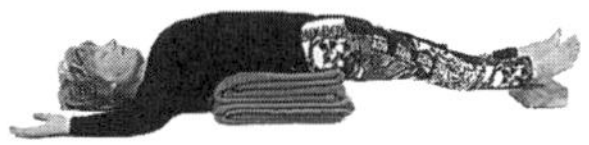

15

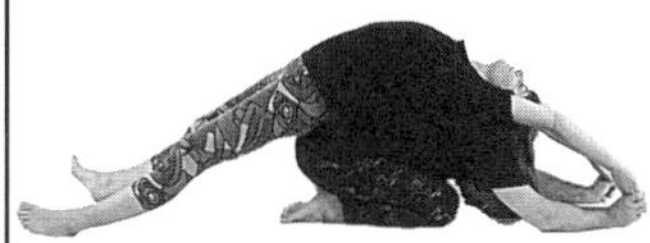

16

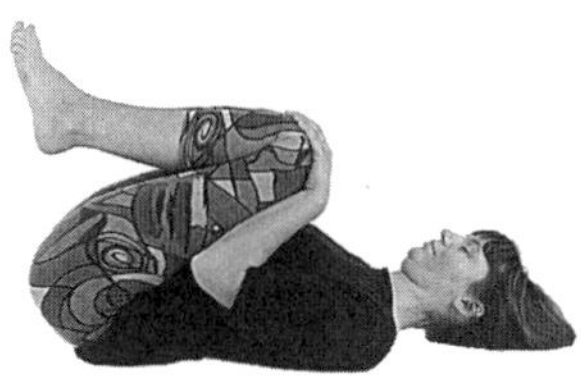

17

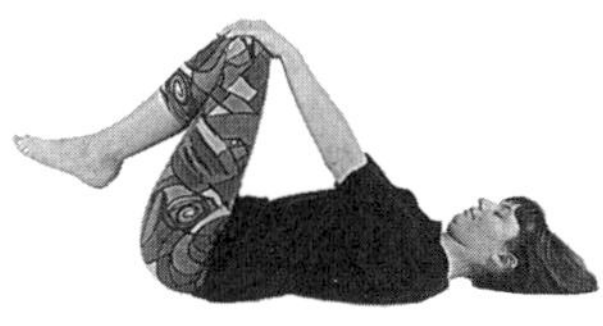

18

Danach können Sie noch einen Moment in die Stille gehen und Ihren Atem beobachten. Das Bild auf Seite 118 zeigt Ihnen verschiedene Sitzhaltungen: *Siddhasana*, *Virasana*, *Padmasana* und *Ardha-Padmasana*. Wenn Ihnen all diese Haltungen zu unbequem sind, können Sie sich auch aufrecht auf einen Stuhl setzen.

Ätherische Öle

Eine ausgezeichnete Möglichkeit, Kopfschmerzen zu lindern, ist die Verwendung ätherischer Öle. Sie bekommen diese Öle in Naturkostläden und von speziellen Händlern. Bitte achten Sie darauf, daß Sie nur hundertprozentig naturreine Öle verwenden.

Sie können beispielsweise zwei Tropfen Lavendelöl, zwei Tropfen Majoranöl, vier Tropfen Melissenöl und vier Tropfen Salbeiöl in Ihr Badewasser geben. Das hilft ausgezeichnet, und Ihre Kopfschmerzen werden bald verschwunden sein.

Sehr wirkungsvoll sind auch Kompressen mit einer Mischung aus den genannten Ölen. Auch eine Tasse Melissentee mit etwas Honig kann sehr hilfreich sein. Einige Tropfen Lavendelöl auf Stirn, Schläfen und Nacken massiert, können die Kopfschmerzen ebenfalls lindern.

Erbrechen

Diese Methode hilft bei Kopfschmerzen fast immer. Sie wird im Yoga *Vamana-Dhauti* genannt. Ich habe sie auf Seite 26 ausführlich beschrieben.

Kreislaufprobleme?

Prof. Dr. Peter Schwandt schreibt in seinem Artikel »Fasten – nützt es wirklich was?« *(Gesundheitsforum, Beiträge zur gesunden Ernährung und Lebensführung,* Nachdruck aus *Freundin* 16/88) von einer Testgruppe mit Fastenpatienten im Klinikum München-Großhadern, die nach drei Wochen Fasten starke Kreislaufprobleme bekam. Aus meiner Arbeit mit Fastengruppen weiß ich, daß viele Teilnehmer und Teilnehmerinnen bereits mit Kreislaufproblemen in die Gruppe kommen. Die meisten klagen über zu niedrigen Blutdruck. Ich habe mir angewöhnt, bei jedem Fastenteilnehmer täglich den Blutdruck zu messen. Die Werte werden in einen Kontrollbogen eingetragen und am Schluß des Seminars verglichen. Im Laufe der Fastenwoche pendelte sich bisher bei allen Teilnehmern der Blutdruck in einen normalen Bereich ein.

Ich kann mir schon vorstellen, daß es beim (Nur-)Fasten zu Kreislaufproblemen kommen kann. Der Grund, warum es in meinen Gruppen anders läuft, heißt Yoga. In Kombination mit Yoga wird und bleibt der Kreislauf auch beim Fasten stabil. Sie müssen allerdings wissen, mit welchen Asanas Sie üben sollen, wenn Sie zu niedrigen Blutdruck haben, und welche Sie auf jeden Fall vermeiden müssen.

Standhaltungen und Rückwärtsbeugen aktivieren den Kreislauf. Menschen mit sehr hohem Blutdruck sollten daher solche Haltungen vermeiden – zumindest in den ersten Tagen. Wer zu niedrigen Blutdruck hat, darf diese Anasas üben.

Vorwärtsbeugen und Entspannungshaltungen wirken beruhigend. Menschen mit zu niedrigem Blutdruck sollten daher auf diese Haltungen verzichten und statt dessen aktivierende Stellungen auswählen. Für Menschen mit zu hohem Blutdruck dagegen sind diese Haltungen genau richtig.

Im Laufe Ihrer Yogapraxis wird sich Ihr Kreislauf bei einem normalen Wert einpendeln.

Der erste Fastentag

Halten Sie sich diesen Tag frei. Am besten ist es, wenn Sie den Entlastungstag auf einen Samstag und den ersten Fastentag auf einen Sonntag legen. Das hat sich in der Praxis gut bewährt. Gönnen Sie sich an diesem Tag, wie am Entlastungstag auch, sehr viel Ruhe. Lassen Sie sich keine Termine aufzwingen und verschieben Sie alle Besuche auf die Zeit nach dem Fasten. Schlafen Sie viel und gehen Sie viel an die frische Luft, am besten in den Wald. Achten Sie vor allem darauf, sich keinen Streß zu machen und sich keinem auszusetzen.

Nach der Körperreinigung am Morgen beginnen Sie mit den Reinigungsübungen (*Sat-Kriyas*) wie auf Seite 25 ff. beschrieben. Danach können Sie die Yogaübungen gegen Kopfschmerzen beziehungsweise die Entspannungshaltungen üben (siehe Seite 40). Lassen Sie sich für jede Haltung etwa zehn Minuten Zeit. Üben Sie nur die Asanas, die Sie ohne Schwierigkeiten einnehmen können. Beenden Sie die Yogaübungen mit *Savasana*. Wenn Sie möchten, können Sie sich danach noch einen Augenblick ganz still hinsetzen und Ihren Atem beobachten.

Trinken Sie am ersten Fastentag und an allen weiteren Fastentagen sehr viel Flüssigkeit. Das spült den Körper gut durch und wird die Reinigung unterstützen. Sie können verschiedene Kräuterteesorten ausprobieren und auch verschiedene Mineralwasser. Beim Wasser bitte darauf achten, daß es keine Kohlensäure hat und der Natriumgehalt sehr niedrig ist. Wenn es Ihnen möglich ist, dann trinken Sie wenig Säfte. Die meisten Säfte enthalten Zucker oder Konservierungsstoffe. Und in den reinen Natursäften ist ja das Fruchtmark mitenthalten. Dadurch wir die Verdauung angeregt, und es kann zu einem ständigen Hungergefühl kommen. Wenn Sie unbedingt Säfte trinken wollen, dann empfehle ich Ihnen, diese selbst herzustellen oder sie im Verhältnis eins zu zehn zu verdünnen. Sie trinken dann Wasser mit etwas Geschmack. Ich habe mir eine Saftpresse zugelegt. Es gibt schon sehr günstige im Elektrofachgeschäft. Der frischgepreßte Saft hat eine ganz andere Qualität als der gekaufte.

Einmal am Tag dürfen Sie sich eine Gemüsesuppe zubereiten. Bringen Sie Wasser zum Kochen. Verwenden Sie zum Würzen niemals Salz. Das bindet das Wasser im Körper und verhindert die Entschlackung. Nehmen Sie statt dessen pflanzliche Gemüsebrühen mit natürlichen Gewürzen. Sie können die Zusammenstellung Ihrer Suppe täglich variieren. An einem Tag Kartoffeln mit Möhren, am anderen Tag Sellerie mit Lauch. Was Sie gerade aus dem Garten oder vom Markt bekommen. Zwiebeln und Knoblauch haben in Ihren Suppen nichts zu suchen. Zur Feier des Tages dürfen Sie die festen Bestandteile Ihrer Suppe Ihrer Familie geben (vielleicht mit Käse überbacken), die reine, flüssige Brühe bleibt für Sie. Das wird Ihnen viel Kraft geben.

Achten Sie unbedingt darauf, daß sie nicht weniger als drei Liter Flüssigkeit pro Tag zu sich nehmen.

An dieser Stelle möchte ich Ihnen noch einmal Mut machen. Wenn es Ihnen heute nicht so gut geht, verzweifeln Sie nicht. Einige meiner Kursteilnehmer und Kursteilnehmerinnen haben gerade am Entlastungstag oder am ersten Fastentag Schwierigkeiten. Diese Schwierigkeiten sind ganz normal. Manchmal kommen sie, manchmal auch nicht. Wenn sie kommen sollten, dann haben Sie bitte den Mut, sich ihnen zu stellen. Sicher, die einfachste Möglichkeit wäre, jetzt abzubrechen. Aber überlegen Sie einmal: Beim nächsten Versuch kommen Sie vielleicht auch nur bis zum ersten Fastentag und beim übernächsten ebenfalls. Was soll das wohl für einen Sinn haben? Yoga und Fasten haben etwas gemeinsam: den Mut, den nächsten Schritt nach vorn zu tun. Wenn Sie diesen Mut jetzt nicht haben, wann soll er wohl kommen?

Also geben Sie nicht gleich auf. Jede Reise – und sei sie noch so lang – beginnt mit dem ersten Schritt. Den haben Sie gestern getan, als Sie entlastet haben. Jetzt sind Sie schon beim zweiten. Warum sollte jetzt nicht auch der dritte folgen? Wenn Sie das geschafft haben, sind die nächsten Schritte sehr einfach. Es ist, als wollten Sie ein großes Rad zum Schwingen bringen. Am Anfang brauchen Sie ganz viel Kraft, aber nach einigen Umdrehungen geht es viel leichter, und zum Schluß läuft das Rad durch seinen eigenen Schwung. Der Schwung der ersten Schritte öffnet das Tor zu einer neuen Seinserfahrung.

Der zweite Fastentag

Na also, die Kopfschmerzen sind weg. Jetzt kann es also so richtig losgehen. Heute können Sie mit der Yogastunde beginnen, die ich ab Seite 95 beschrieben habe.

Zum Frühstück trinken Sie Ihren Kräutertee mit etwas Honig, zwischendurch stilles Mineralwasser oder Kräutertee. Zu Mittag machen Sie sich eine Gemüsesuppe. Bitte nicht vergessen: Kochsalz unbedingt meiden. Und nur die flüssigen Bestandteile trinken. Die Suppe wird Ihnen sehr viel Kraft geben.

Vielleicht werden Sie bemerken, daß sie nachts zur Toilette müssen. Trinken Sie den letzten Tropfen so gegen 19.00 Uhr, dann ist die Blase relativ leer, und Sie werden ungestört schlafen können. Wenn Sie heute, am Montag, arbeiten müssen, so stehen Sie etwas früher auf. Wahrscheinlich werden Sie ohnehin früher wach sein als sonst. Im Fasten ist halt alles anders. Auch Ihr Schlafverhalten wird sich verändern. Meist ist der Schlaf viel tiefer. Das ist ein Zeichen dafür, daß der Körper sich gut regeneriert. Haben Sie keine Angst vor der Arbeit. Wenn Sie am Wochenende viel Ruhe hatten, sind Sie gut in das Fasten hineingekommen und werden diesen Tag ohne Anstrengung überstehen. Lassen Sie Ihre Arbeit ruhig angehen, und wenn es möglich ist, machen Sie sich keinen Streß. Ihre Yogastunde können Sie nach vollbrachter Arbeit machen.

Ein kleiner Tip noch. Wahrscheinlich wird es Ihnen in den Fingern jucken, allen Kollegen, Verwandten, Freunden und Feinden zu erzählen, daß Sie fasten. Überlegen Sie doch einmal, warum Sie das machen wollen? Ist es wirklich nötig? Und bringt es Sie in Ihrer spirituellen Entwicklung weiter? Sie können sicher sein, daß man Sie argwöhnisch beobachten wird. Und jeder Fehler, den Sie machen, wird Ihnen sicherlich zehnmal so hoch angelastet werden wie sonst.

Ihre Mitmenschen werden vermutlich auf dreierlei Weise auf Ihr Tun reagieren. Die erste Gruppe verhält sich neutral. Das sind die wenigsten. Die zweite Gruppe findet Ihr Verhalten mutig und wird das auch deutlich machen, meist mit Bemerkungen wie: »Ach, du machst wieder eine neue Diät! Wieviel hast du denn schon abgenommen?« Diese Gruppe ist sehr klein. Nun zur größten Gruppe. Von der werden Sie Sätze hören, wie: »Die spinnt mal wieder«, »Mußt du denn wirklich abnehmen?«, »Oh wie ich dich bedaure«, »Du siehst aber wieder schlecht aus.«, »Sagen Sie mir doch, was diese Selbstkasteiung soll?«

Wahrscheinlich wird man versuchen, Ihre Standfestigkeit zu prüfen und Ihnen zu jeder passenden oder unpassenden Gelegenheit eine Zigarette, eine Tasse Kaffee oder ein Sahnetörtchen anbieten. Stellen Sie sich bitte doch einmal die Frage, warum Ihre Mitmenschen das machen? Und beobachten Sie einmal, wie Sie darauf reagieren. Das kann sehr interessant sein und wird für Sie ein Stück Selbsterfahrung werden.

Einer meiner Teilnehmerinnen hatte man sogar die Kündigung angedroht, wenn Sie nicht sofort mit diesem »sadomasochisten Kram« aufhören würde. Sie arbeitete als Fleischereifachverkäuferin und erzählte die Fastenerlebnisse Ihren Kundinnen. Das war natürlich geschäftsschädigend. Denn stellen Sie sich doch einmal vor, diese hätten ebenfalls gefastet. Gar nicht auszudenken, welchen Einbruch die Fleischindustrie erlitten hätte. Wie ich gehört habe, hat die Frau nach dem Fasten selbst gekündigt. Sie hatte sich auf dieser Arbeitsstelle nie wohl gefühlt und vor dem Fasten ständig über Kopfschmerzen geklagt. Im Fasten war sie das erste Mal seit Jahren ohne Tabletten schmerzfrei. Ihr wurden die Zusammenhänge zwischen Kopfschmerzen und Arbeitsstelle klar. Nach dem Fasten wurde sie Vegetarierin und konnte aus ethischen Gründen kein Fleisch mehr verkaufen. Sie ist heute Besitzerin eines Naturkostladens. Ihre Kopfschmerzen sind nie wiedergekommen.

Stellen Sie sich also noch einmal die Frage, ob Sie so viel Kraft und Energie aufwenden wollen, um andere davon zu überzeugen, daß das, was Sie da gerade machen, auch für sie gut sein muß. Sprechen Sie also nicht soviel darüber, sondern erleben und genießen Sie ganz einfach den Augenblick. Gehen Sie statt dessen unauffällig in die Rolle des Beobachters und stellen sich die Frage: »Was kann ich jetzt tun, damit mein innerer Friede nicht gestört wird?« Ich denke, das ist schon schwer genug.

Die weiteren Fastentage

Wenn Sie den zweiten Fastentag überstanden haben, sind Sie gut in das Fasten hineingekommen. Denken Sie daran, daß Sie am dritten Fastentag einen Einlauf machen sollten. Das können Sie dann an jedem weiteren Tag wiederholen. Üben Sie auch heute wieder die Yogastunde auf Seite 95 ff. Trauen Sie sich auch an die schwierigen Haltungen heran. Falls Sie vorhaben, länger als sieben Tage zu fasten, möchte ich Sie bitten, nur noch die Entspannungshaltungen, die Meditationen und die Atemübungen zu machen. Ich rate Ihnen davon ab, bei einer längeren Fastenzeit alle aufgeführten Asanas zu üben. Dehnen Sie statt dessen Ihre Meditationszeit weiter aus und gehen Sie immer tiefer in die Stille. Wenn Sie es zeitlich schaffen, setzen Sie sich dreimal täglich zwanzig Minuten lang hin und beobachten Sie Ihren Atem. Das wird sich wohltuend auf Ihren Körper, Ihren Geist und Ihr seelisches Befinden auswirken.

Es kann sein, daß Sie am dritten oder vierten Fastentag in eine Krise kommen. Das ist ganz natürlich. Es kann zu Mißstimmungen, Unwohlsein und Nervosität kommen. Bitte beunruhigen Sie sich nicht. Diese Krisen dauern nicht lange. Ein Einlauf, ein beruhigendes Bad mit etwas Lavendelöl, eine Wärmflasche auf die Leber und eine halbe Stunde absolute Ruhe, dann ist die Krise vorüber. Ihr Körper braucht etwas Zeit, um die Schlacken auszuscheiden. Da kann es schon einmal zu Problemen kommen. Auch der emotionale Müll kommt durch das Fasten heraus. Die Yogaarbeit wird diesen Reinigungsprozeß unterstützen und Ihnen helfen, diese Krisen zu überwinden. Wo gehobelt wird, fallen bekanntlich Späne.

Nach solch einer Krise stellt sich erfahrungsgemäß eine tiefe innere Ruhe und eine bis dahin nie dagewesene geistige und seelische Klarheit ein. Das ist ein Zeichen dafür, daß Sie sich nun auf einer anderen Bewußtseinsebene befinden. In all meinen eigenen Fastenzeiten habe ich immer auf diese Klarheit gewartet. Wenn ich vor einer lebenswichtigen Entscheidung stand, war es gerade diese Klarheit, die mir geholfen hat, genau die richtige Entscheidung zu treffen. Im nachhinein waren diese Entscheidungen, auch wenn ich sie vom Kopf her zum Zeitpunkt des Fastens gar nicht einordnen konnte, immer richtig. Ich konnte und ich kann mich auf diese Klarheit immer verlassen. Es ist die Klarheit der inneren Stimme, die genau weiß, was zum richtigen Zeitpunkt der richtige Weg ist. Es ist das »Dein Wille geschehe«. Ein ganz wichtiger Augenblick ist gekommen, wenn Sie diese Klarheit erfahren und danach handeln. Nicht nach meinem Willen, sondern nach Seinem Willen!

Die nächsten Fastentage gleichen sich in ihrer äußeren Form. Wahrscheinlich werden Sie feststellen, daß Sie jeden Tag ein Stück tiefer in die Stille und Klarheit kommen. Tun Sie alles, um zu verhindern, daß Ihr seelisches Gleichgewicht gestört werden könnte. Tun Sie alles, um zu verhindern, daß die gewonnene Klarheit verlorengeht.

Wenn Sie genau aufpassen, werden Sie feststellen, daß diese Stille und diese Klarheit sehr lebendig und voller Inhalt sein können. Hier liegen viele wertvolle Schätze verborgen. Lassen Sie sich überraschen. Machen Sie aus jedem folgenden Fastentag ein Erlebnis, eine Entdeckungsreise zu Ihrem innersten Kern, zu Ihrem göttlichen Ursprung, zum eigenen Selbst.

Schlafen und Fasten

Sicherlich werden Sie im Laufe Ihrer Fastenzeit merken, daß sich die Intensität Ihres Schlafes verändert. Wundern Sie sich also nicht, wenn Sie mit maximal sechs Stunden Schlaf pro Nacht auskommen. Akzeptieren Sie, daß Ihr Körper zur Zeit nicht mehr Schlaf benötigt. Vielleicht lesen Sie in der gewonnenen Zeit ein gutes Buch oder schreiben Ihre Erlebnisse und Empfindungen des Tages auf. Zwingen Sie sich nicht einzuschlafen. Das wird wahrscheinlich nicht klappen. Nutzen Sie die Zeit, die Ihnen Ihr Körper nun zur Verfügung stellt.

Wahrscheinlich werden auch Ihre Träume intensiver sein. Die Traumphasen kommen viel häufiger und halten länger an. Im Traum haben Körper, Geist und Seele ebenfalls die Möglichkeit, sich zu reinigen. Der Traum ist außerdem das Medium, über das sich Ihr Unterbewußtsein in Symbolen mitteilt.

»Was mache ich nun mit diesen Symbolen?« werden Sie fragen. Nun, schreiben Sie sich Ihre Träume auf, und hüten Sie sie wie einen Schatz. Versuchen Sie bitte nicht, diese Symbole zu entschlüsseln, und hüten Sie sich vor Menschen, die vorgeben, Ihre Träume entschlüsseln zu können. Meist interpretieren diese Personen ihren eigenen Mist in Ihre Träume. Und das hat nichts mit Ihnen zu tun, sondern ist Sache der anderen. Heben Sie Ihre Aufzeichnungen gut auf, und lesen Sie von Zeit zu Zeit darin. Manchmal, nach zwei Monaten oder einem Jahr, kommt dann ein Aha-Erlebnis, und Sie haben die Antwort. Betrachten Sie Ihr Unterbewußtsein als Schutz. Wenn Sie noch nicht reif für eine Antwort sind, dann bekommen Sie keine, weil Ihr Unterbewußtsein Sie schützen will. Werden Sie also nicht ungeduldig, wenn es mal nicht so klappt, wie Sie wollen.

Ich habe während einiger Fastenzeiten erlebt, daß ich weit über mein übliches Maß hinaus schlafen konnte – ganz fest und tief. Dabei hatte ich keine Träume, an die ich mich später hätte erinnern können. Auch das ist möglich. Der Körper reagiert von Mensch zu Mensch und von Fastenzeit zu Fastenzeit anders.

Nehmen Sie sich auch während des Tages die Zeit, sich einige Minuten hinzulegen, am besten mit einer Wärmflasche auf der Leber. Das entgiftet die Leber zusätzlich, und sie werden wahrscheinlich dabei einschlafen. Es kann auch vorkommen, daß Sie sehr unruhig und oberflächlich schlafen. Das wird aber nicht während des ganzen Fastens so sein. Nehmen Sie ganz einfach wahr, was ist. Versuchen Sie nicht gleich, dagegen anzugehen. Ihr Körper ist ein Wunder der Natur. Schenken Sie diesem Wunder genügend Aufmerksamkeit.

Körper, Geist und Seele

Der Mensch ist eine Einheit aus Körper, Geist und Seele. Keiner dieser drei Aspekte sollte getrennt betrachtet werden.

Man neigt sehr häufig dazu zu sagen: »Meine Nieren, mein Hals oder mein Unterleib schmerzt«, und meint damit das Organ, also nur einen Teil des Körpers. Daß die Erkältung ein Ausdruck von geistiger Überanstrengung sein kann, die Nierenschmerzen von einer unverarbeiteten Beziehung und die Unterleibsschmerzen von einer unerfüllten Partnerschaft kommen können, wagt sich fast niemand einzugestehen. Und doch sollten Sie diese Symptome ernst nehmen und ständig hinterfragen. Sicherlich werden Sie einen Arzt konsultieren, und Ihr Arzt wird Ihnen Medikamente verschreiben, aber das ist lediglich eine Behandlung der Symptome, nicht ihrer Ursache. Es kann sein, daß eines dieser Symptome während des Fastens kurzfristig wieder auftritt. Verstehen Sie dieses Wiederauftreten der Krankheit als eine Botschaft Ihres Körpers, der Ihnen sagen will: »Die Krankheit ist noch da, du hast die Ursache meines Leidens noch nicht erkannt.«

Seien Sie in den nächsten Tagen sehr wachsam, und schreiben Sie sich all Ihre Träume und gängigen Redensarten auf. Häufig höre ich in Fastengruppen Aussagen wie: »Ich habe die Nase voll. Das geht mir an die Nieren. Das kann ich nicht verdauen.« Diese anscheinend belanglosen Worte enthalten wichtige Aussagen, und letztlich ist Ihr Körper nur das Schlachtfeld einer geistig-emotionalen Unstimmigkeit, die sich als Symptom auf der körperlichen Ebene bemerkbar macht. Erst wenn diese Unstimmigkeit bereinigt ist, hat Ihr Körper die Möglichkeit zu gesunden.

Es gibt aber noch einen dritten Aspekt, der für die Gesundung des Körpers ganz wesentlich ist: die Seele. Diesem Teil wird leider viel zu wenig Aufmerksamkeit geschenkt. Haben Sie sich schon einmal gefragt, was geschieht, wenn die Seele erkrankt? Wenn die Frage na dem Sinn des Lebens, die Frage nach dem Woher und Wohin nicht beantwortet wird? Wenn niemand da ist, mit dem Sie über Ihre spirituellen Erfahrungen sprechen können, niemand, der Ihnen eine Antwort auf Ihre Frage nach Gott oder nach der Unsterblichkeit der Seele geben kann? Was geschieht, wenn Ihr Glaube an Gott verlorengeht, wenn Sie seine Stimme nicht mehr hören? Wenn alles nur noch grau in grau ist und keine Spur von einem Kristall, geschweige denn von einem leuchtenden.

Yoga hat den Menschen immer in seiner Ganzheit gesehen. Und diese Ganzheit schließt die Seele mit ein. Mit Ihrer Yoga- und Fastenpraxis erreichen Sie also immer auch die Seele. Darüber müssen Sie sich unbedingt im klaren sein. Auf der körperlichen Ebene wird die Veränderung sichtbar, etwa dadurch, daß Sie mehr Flexibilität bekommen und Ihre Körperhaltung sich verändert. Auf der geistig-emotionalen Ebene wird sie fühlbar, etwa dadurch, daß Sie weniger depressiv sind oder häufiger lachen können. Auf der seelischen Ebene ist die Veränderung ausschließlich erfahrbar, und Sie werden sie nur für sich allein erfahren können.

Die Dreiheit von Körper, Geist und Seele ist es, die den Menschen von allen anderen Lebewesen unterscheidet. Wenn es innerhalb dieser Dreiheit zu einer Disharmonie kommt, wenn ein Teil also zu wenig Aufmerksamkeit erfährt, kommt es häufig zu Krankheit. Nur die ausgewogene Harmonie zwischen Körper, Geist und Seele bietet ein größtmögliches Maß an Gesundheit.

Oftmals wird der Yogaweg auch als Weg der Suche nach dem Schöpfer bezeichnet, der Suche nach dem Ursprung, der Wiederbegegnung mit Gott. Wenn die Frage nach dem Ursprung verlorengeht, dann fehlt ein wichtiger Teil im Menschen, und dieses Manko wird sich irgendwann einmal auf der körperlichen oder geistig-emotionalen Ebene bemerkbar machen. Jetzt werden Sie fragen, was das mit dem Fasten zu tun hat. Im Fasten bietet sich Ihnen die einmalige Gelegenheit, diesen Teil Ihres Wesens kennenzulernen und zu erleben, mit ihm Kontakt aufzunehmen. Und das ist eine Reinigung, die sich auf einer höheren Bewußtseinsstufe abspielt. Fasten ist tatsächlich wie das Auslöffeln eines Glases voll Milch, bis der leuchtende Kristall zum Vorschein kommt. Wenn Sie nur ein einziges Mal in Kontakt mit diesem Teil Ihres Wesens gekommen sind, dann brauchen Sie vor der Zukunft keine Angst mehr zu haben. Ihre innere Stimme wird Sie leiten, und es werden zur richtigen Zeit immer die richtigen Menschen und Situationen kommen, die Ihnen helfen, Ihren Lebensweg zu gehen, oder an denen Ihnen die Möglichkeit gegeben wird, zu wachsen.

Das ist das eigentliche Geheimnis des Yoga, und das ist auch das Geheimnis des Fastens. Hüten Sie dieses Geheimnis wie einen kostenbaren Schatz. Wenn die Zeit da ist, werden auch die richtigen Menschen da sein, die Sie an Ihrem Reichtum teilhaben lassen können.

Anrührung

Wenn Sie sich auf den Weg zu Ihrem innersten Kern, zu Ihrer eigenen Wesensidentität machen, kann es sein, daß Ihnen auf diesem Weg viel Leid begegnet – fremdes Leid und eigenes Leid. Betrachten Sie diese vermeintlichen Schicksalsschläge – so sehr Ihnen das vielleicht widerstreben mag – niemals als Strafe Gottes oder als Ungerechtigkeit des Schöpfers, sondern als ein Geschenk, als eine Prüfung, die Ihnen das Leben gibt, um daraus zu lernen und daran zu wachsen.

In Ihrem Buch *Der erste Kreis* schreibt Edith Krispien, daß jeder Mensch in seinem Leben zwei oder drei Anrührungen Gottes erfährt (S. 24ff). Durch eine solche Anrührung wird der Mensch hellwach, und dieser Moment kann ein Wendepunkt im Leben sein. Viele Menschen haben die Sensibilität verloren, diese Anrührungen wahrzunehmen. Sie sind so sehr mit den weltlichen Dingen beschäftigt, daß kein Platz für eine neue Seinserfahrung, geschweige denn für eine spirituelle Weiterentwicklung vorhanden ist. Ihre ganze Energie fließt in Aktionen, die außerhalb des Körpers liegen. Eine Anrührung Gottes geschieht aber nicht außerhalb des Körpers, sondern hat etwas mit dem Innersten eines Menschen zu tun. Sie kann entweder durch eine extreme Leidens- oder Freudenserfahrung geschehen. Leidenserfahrungen sind beispielsweise lebensbedrohliche Krankheiten, Unfälle und der Verlust eines Menschen durch Tod oder Trennung. Zu den Freudenserfahrungen gehören die Geburt eines Kindes, das Verlieben oder das Erleben einer sehr schönen Situation. All diese Gegebenheiten haben eines gemeinsam: Sie ziehen die Aufmerksamkeit vom Alltäglichen ab, und die Gegenwart ist auf einmal absolut präsent. Das ist der Moment, in dem Sie hellwach sind, und der Moment, in dem Sie vielleicht zum ersten Mal ahnen, daß es eine Gnade Gottes ist zu leben. Wenn Sie also zu den begnadeten Menschen gehören, die auch nur eine einzige Anrührung Gottes erfahren, dann werden Sie diese Anrührungen vermutlich häufiger wahrnehmen. Und Sie werden mit Ihrer Anrührung andere Menschen anstecken.

Ich werde häufig gefragt, warum ich Yoga übe und faste. Es ist *mein* Weg, einen Zugang zu finden zu meiner eigenen Seele und damit zu Gott. Wenn ich schreibe, es ist mein Weg, dann meine ich damit, daß kein anderer Mensch diesen Weg gehen kann. Sie werden ihn ganz allein gehen müssen. Vielleicht begegnen Ihnen Menschen, von denen Sie ahnen, daß Sie einen ähnlichen Weg gehen. Und vielleicht werden Sie durch die Gnade Gottes einen Lehrer finden, der Ihnen ein Stück weiterhilft. Aber selbst Ihr Lehrer kann Ihnen nur Berater, Betreuer oder Helfer sein. Erwarten Sie nicht, daß er Ihren Weg geht. Das müssen Sie ganz allein tun. Dieser Weg, von dem ich spreche, ist sehr schwierig. Er ist nichts für Feige und Unbeständige. Er erfordert Mut, Beharrlichkeit und Konsequenz, vielleicht sogar die Konsequenz, einen Partner zu verlassen, der Sie daran hindern will, diesen Weg zu gehen. Je weiter Sie ihn gehen, desto weniger Menschen werden Sie um sich haben. Zum Schluß sind Sie ganz »allein«. Aber schauen Sie sich das Wort »all-ein« einmal genau an. Drehen Sie es um, und Sie haben »ein-all« – eins mit dem All. In dem Moment der Anrührung sind Sie tatsächlich eins mit dem All. Es gibt dann keine Zweiheit mehr, sondern nur noch Einheit, Frieden und Glückseligkeit. Fasten und Yoga sind gute Hilfsmittel, um der eigenen Seele und damit des Anblicks Gottes teilhaftig zu werden.

Ich möchte Ihnen nun ein wenig von meinem eigenen Weg und von einer meiner Anrührungen erzählen.

Im Alter von vier Jahren erkrankte mein zweites Kind an Leukämie. Für uns alle war das ein furchtbarer Schicksalsschlag. Ich erinnere mich noch sehr genau, wie ohnmächtig wir dasaßen, als uns die Ärzte die Diagnose mitteilten. Es folgten sieben Monate im Krankenhaus. Diese Zeit veränderte mein Leben vollkommen. Ich pendelte zwischen Arbeitsstelle, Krankenhaus und Yogakursen. Zwischendurch mußten meine beiden anderen Kinder in den Kindergarten beziehungsweise in die Schule. Am schlimmsten empfand ich die menschenunwürdige Chemo- und Strahlentherapie. Teilweise wurden die Medikamente in den Wirbelsäulenkanal gegeben. Das war immer recht schmerzhaft. Und am Schlimmsten war das Punktieren des Knochenmarks. Bei allen Eingriffen war ich dabei. Ich habe keine einzige Behandlung ausgelassen, bei der mein Sohn nicht meine Hand halten konnte. Ich habe einen Teil seiner Schmerzen mitgetragen und habe mit ihm um sein Leben gekämpft. Ich war nicht nur anwesend, sondern habe auch mit ihm gekämpft. Das ist ein großer Unterschied. Am Ende der Therapie war mein Sohn so ausgemergelt, daß er überhaupt keine körpereigenen Abwehrkräfte mehr hatte. Seine Haare waren vollkommen ausgefallen. Als er darüber traurig war, ließ ich mir meine eigenen Haare abschneiden. Nun sahen wir uns wieder ähnlich. Zu allem Übel bekam er zu diesem Zeitpunkt sehr hohes Fieber. Wir wußten, daß sein Gesundheitszustand sehr sehr ernst war. Ich blieb jetzt Tag und Nacht bei ihm. Wenn Sie selbst ein Kind haben, werden Sie verstehen, daß ich alles versucht habe, um das Leben meines Sohnes zu schützen. Meine Gedanken gingen sogar in die Richtung, dem Schöpfer mein eigenes Leben für das meines Sohnes anzubieten.

Da ich durch die Geräusche der Infusionen ohnehin kaum schlafen konnte, begann ich meine regelmäßigen Meditationen weiter auszudehnen und länger zu sitzen. Nur dadurch bekam ich die Kraft, diese schwere Zeit durchzustehen. Immer wieder habe ich mich auf meinen Atem konzentriert und meinen Kopf leergemacht. Es ging soweit, daß ich mich selbst überhaupt nicht mehr gespürt habe. Zeit und Raum schienen aufgehoben, und ich spürte einen tiefen, inneren Frieden. Als ich aus einer dieser Meditationen zurückkam, hatte ich das Gefühl – oder war es eine Vision? – »Dein Kind wird gesund. Du hast so sehr um es gekämpft, ich werde dir deinen Sohn lassen. Aber, du wirst eine neue Prüfung bekommen, und diese Prüfung wird noch schwerer für dich sein!«

Kurze Zeit nach diesem Erlebnis fing mein Sohn an, über Jesus zu sprechen. Er erzählte mir, daß er mit Jesus auf einer Wiese zusammen mit Engeln und Feen spazierenging, und daß die Wiese voller Licht war. Jesus habe ihm dann gesagt, er solle nun zurückgehen, sein Vater (also ich) würde auf ihn warten. Und er sagte, Jesus hätte ihm erzählt, er sei allein gewesen, als er am Kreuz starb, aber er (mein Sohn) sei nicht allein, weil sein Vater die ganze Zeit bei ihm war! Ich war tief angerührt. Das kann sich ein vierjähriges Kind unmöglich selbst ausgedacht haben. Sie hätten seine Augen sehen sollen, als er mir sein Erleben erzählte. Welch eine Weisheit lag in seinem Blick. Ich war glücklich, dankbar, selig, berührt und traurig zugleich. Jahrelang hatte ich nach einem geeigneten Lehrer für meine spirituellen Praktiken Ausschau gehalten. Tausende von Kilometern bin ich gefahren, um mir immer wieder neue Lehrer anzuschauen. Und hier lag er vor mir. Ein vierjähriges Kind. Mein eigener Sohn.

Aus dieser Erfahrung heraus kann ich Ihnen sagen, daß Sie aus jeder Beziehung, aus jeder Situation lernen können, aber nur, wenn Sie wirklich wach und präsent sind. Ohne diese Wachheit wird Ihnen die Gegenwart durch die Finger gleiten, und Sie werden zum Sklaven Ihrer Gedanken und Gewohnheiten.

Wann wird ein Baum anfangen zu wachsen? Macht er das während eines heftigen Sturmes? Sicherlich nicht. Er wird all seine Kraft in die Wurzeln bringen, in das Dunkle. Noch tiefer wird er sich in die Erde hineingraben, um noch mehr Halt zu bekommen. Wenn der Sturm vorbei ist, kann der Baum in den Himmel, ins Licht wachsen. Er wird seine Zweige in der Sonne ausbreiten und Früchte tragen. So ist das auch mit uns Menschen. Verstehen Sie also bitte das Wesen dieser Schicksalsschläge! Ohne ein Wachstum in die Erde, in das Dunkle, würde es auch kein Wachstum in den Himmel, in das Helle geben. Ein Baum ohne Wurzeln kippt beim ersten Stürmchen um. Die großen starken Bäume dagegen haben sich im Laufe der Jahrhunderte tief in die Erde hineingegraben. Das ist ein sehr einfaches Naturgesetz, und es gilt auch für uns Menschen.

Der erste Orkan in meinem Leben war gerade sechs Monate vorüber, als ein kräftiger Hurrican einsetzte. Ich hatte gerade meine Yogalehrerausbildung beendet und beschlossen, nur noch den Yogaweg zu gehen, und meine Halbtagsstelle ganz aufzugeben. Wir hatten in der Braunschweiger City ein Zentrum übernommen und waren dabei, es umzubauen, als meine Lebenspartnerin wegen einer harmlosen Geschwulst ins Krankenhaus mußte. Die Diagnose war genauso niederschmetternd wie die Wochen und Monate, die darauf folgten. »Ich hatte ihm doch mein Leben angeboten, nicht das meiner Partnerin!«

Es hat Augenblicke gegeben, da wollte ich ganz einfach nur noch weglaufen. Noch einmal dieses Leid und dieses Elend? Wie einfach war doch mein Leben, als ich noch so gelebt habe, wie alle anderen es tun! Aber war mein Leben in den Jahren meiner Fasten- und Yogapraxis wirklich so viel anders geworden? Ich hielt meine Entwicklung für ganz normal, und ein Prozeß, der einmal in Gang gebracht ist, läßt sich nicht mehr rückgängig machen. Ich beschloß, nicht wegzulaufen, sondern auch diese Lebenssituation bewußt zu tragen. Immer dann, wenn meine Gedanken in Kummer und Angst zu ersticken drohten, begann ich, mich für einige Tage zurückzuziehen und zu fasten, und zwar so lange, bis das Tief vorüber war und ich wieder klar denken konnte. Fasten bedeutete in dieser Zeit für mich, zu meiner ursprünglichen Klarheit zurückzukommen. Das will nicht heißen, daß ich niemals Kummer oder Angst durchlebe. Oh nein, diese Gefühle sind da. Sie gehören zu meinem Leben. Aber es ist ein Unterschied, ob ich Angst habe oder ob die Angst mich hat. Und es ist ein Unterschied, ob ich traurig bin oder ob die Traurigkeit mich besetzt hält. Ein Beispiel: Als ich letztes Jahr mit einer Gruppe fastete, kam meine Partnerin von einem Klinikaufenthalt aus Süddeutschland zurück. Behandelt wurde sie mittlerweile auch mit Chemotherapie. Ich hatte gerade meinen fünften Fastentag, als Sie morgens beim Haarekämmen ihre schönen Haare büschelweise in der Hand hielt. Wir waren in diesem Moment beide sehr traurig, aber wir haben auch beide die Kraft gehabt, nicht in dieser Trauer zu versinken. Selbst diese Augenblicke lassen sich konstruktiv gestalten, und so verzichtete sie schon bald auf das Tragen einer Perücke. Die kurzen Haare standen ihr ganz einfach viel besser.

Ebenso ist es mit der Angst. Anders als bei meinem Sohn, endete jede Therapie meiner Partnerin schon kurze Zeit danach mit einem erneuten Rückfall. Das machte uns beiden sehr viel Angst. Und obwohl ringsherum die Bettnachbarinnen meiner Partnerin nacheinander starben, war das Thema »Tod« kein Thema für uns. Es wurde ganz einfach verdrängt. Erst als ich wieder fastete, begannen wir, uns intensiv mit diesem Thema auseinanderzusetzen. Und damit ging es uns besser.

Als wir im Dezember 1991 merkten, daß die Krankheit stärker war als unsere Hoffnung, nahmen wir Abschied voneinander. Können Sie sich etwas Intensiveres für eine Partnerschaft vorstellen, als den Menschen, den Sie lieben, bei seinem letzten Atemzug in den Armen zu halten? Ihn ein Stück begleiten zu dürfen in die Weiten der Unendlichkeit? Ich habe dabei Erlebnisse gehabt, die ich nicht erklären kann, weil sie sich dem rationalen Denken vollkommen entziehen. Der Anblick der Seele, der Anblick Gottes und die Schau der eigenen Wesensidentität lassen sich nicht in Worte fassen. Da dieser Anblick individuell ist, kann er für andere auch nicht transparent gemacht werden. Und um ehrlich zu sein, ist es wirklich notwendig, daß fremde Menschen erfahren, daß sich Ihnen einen Moment lang das Tor zur Unendlichkeit geöffnet hat? Nur ein Tor verrät, wo seine Schätze liegen. Hüten Sie diese Momente wie einen kostbaren Schatz. Ihr ganzes Leben wird sich dadurch verändern. Es gibt keine Worte, die das erklären können. Und jeder Satz, der es versuchen würde, wäre nur eine Floskel. Eine Floskel deshalb, weil das Unerklärliche nicht erklärbar ist, sondern nur individuell erfahrbar.

Das Wort »Tod« ist etwas, das von Menschen gemacht wurde, genauso wie all das Schreckliche, das damit verbunden wird. Schauen Sie sich die Natur an. Gibt es dort einen Tod? Es gibt Veränderung und Verwandlung in der Form.

Der Wassertropfen weiß nicht, daß er ein Teil des Meeres ist, und trotzdem trägt er alle Bestandteile des Meeres in sich. Worin besteht also der Unterschied zwischen dem Meer und dem Wassertropfen? Doch nur im Namen. Und dieser Name wurde nicht vom Meer und auch nicht vom Wassertropfen, sondern vom Menschen gemacht. So ist es auch mit der menschlichen Seele. Die absolute Seinserfahrung, der Anblick der eigenen Wesensidentität steht hinter allen Namen. Sie ist nicht erklärbar, sondern nur individuell erfahrbar. Yoga und Fasten sind eine Hilfe, sich auf diese neue Bewußtseinsstufe vorzubereiten. Die Kunst des Lebens besteht nicht im Festhalten, sondern im Loslassen. Und dieses Loslassen üben Sie in jeder Yogahaltung, bei jedem Fasten, in jeder Meditation und mit jedem Atemzug. Es ist nicht wichtig, wieviel Sie festhalten können, sondern wieviel Sie bereit sind loszulassen.

Meditieren Sie darüber!

Dein Wille geschehe?

Haben Sie sich schon einmal überlegt, was passiert, wenn tatsächlich geschieht, worum wir im Vaterunser bitten, wenn »sein« Wille geschieht? Ich habe mich in Lebenssituationen befunden, wo ich mir nichts sehnlicher gewünscht hätte, als daß »mein« Wille geschieht und nicht »sein« Wille. Ich habe nicht verstanden, warum ich in dieser Zeit so viel leiden mußte. Als ich dann einige Zeit später zurückgeschaut habe, stellte ich fest, daß gerade diese leidvollen Zeiten mein Leben vollkommen verändert haben. Wie ein roter Faden, der sich durch die Handlung einer Geschichte zieht, sind mir diese Stationen meines Lebens vorgekommen. Im normalen Alltag hätte ich das niemals erkennen können. Im Fasten habe ich diesen roten Faden immer deutlicher gesehen. Das hat mir die Angst vor der Zukunft genommen.

Können Sie die Bedeutung eines Satzes erfassen, wenn Sie nur ein einziges Wort aus diesem Satz kennen? Und wie ist es mit einem Satz? Wenn Sie ihn gelesen haben, kennen Sie dann schon die ganze Seite? Und können Sie den Inhalt eines Buches beurteilen, wenn Sie nur eine einzige Seite oder ein einziges Kapitel gelesen haben? Das Leben zeigt sich uns Menschen niemals in seiner Ganzheit, sondern immer nur in Bruchstücken, und die Menschen glauben, aus diesen Bruchstücken den Inhalt des ganzen Buches erkennen zu können. Wenn Sie das Leben in seiner ganzen Fülle erfassen wollen, dürfen Sie niemals den Fehler machen, aus der Begrenztheit einer einzigen Lebenssituation heraus den Rest Ihres Lebens erfassen zu wollen. Diese Einstellung wird Ihnen sehr viel Leid bringen, und dieses Leid verhindert, daß Sie den Augenblick, das »Hier und Jetzt« erfassen. Aber nur im Augenblick, im »Hier und Jetzt« leben Sie.

Natürlich ist es schwierig, in Momenten der Hoffnungslosigkeit Ruhe zu bewahren und nicht zu verzweifeln. Wahrscheinlich ist Ihr Kopf dann schon auf Seite 25, während sich das Leben auf Seite 10 abspielt. Wenn Sie jetzt einfach fünfzehn Seiten überspringen, geht Ihnen sehr viel von Ihrer Lebensenergie verloren. Genauso wenig wäre es klug, das Buch bis Seite 25 weiterzulesen und dann immer wieder zu Seite 15 zurückzukehren, weil dort vielleicht etwas Unangenehmes passiert ist. Auch das wird Sie viel Kraft kosten. Wenn Sie jeden Satz Ihres Buches bewußt aufnehmen und verinnerlichen, bekommt Ihr Leben eine ganz andere Qualität. Sie werden nicht mehr so viel leiden, sondern dem Leben viele positive Seiten abgewinnen. Bleiben Sie immer offen für den nächsten Satz, für die nächste Seite und das nächste Kapitel Ihres Lebensbuches. Wenn Sie dann eines Tages auf Seite 321 angekommen sind und zurückschauen, werden Sie feststellen, daß Sie ein prallvolles, erfülltes Leben gelebt haben. Der Schluß eines Buches wird niemals auf der ersten Seite stehen, das würde ein Buch langweilig machen. Die Spannung wäre weg, und niemand würde es lesen wollen. Der rote Faden zieht sich bis zum Schluß des Buches durch. »Dein Wille geschehe« ist die Hilfe, die Ihnen gegeben wird, wenn Sie Ihr kleines, verletzbares *Ich* aufgeben und sich als Teil dieses Universums sehen.

In der *Bhagavadgita* wird beschrieben, wie Arjuna seinen Kampfwagen zwischen die feindlichen Reihen und sein eigenes Heer lenkt. Er ist entsetzt und verzweifelt. Auf der feindlichen Seite sieht er seine Verwandten, Lehrer und Freunde, gegen die er kämpfen soll. Aber er will nicht kämpfen, sondern davonlaufen. Voller Kummer bricht er auf dem Schlachtfeld zusammen. Schließlich überwindet Arjuna sein kleines Ego und ergibt sich Sri Krishna. Dieser zerstört Arjunas Kummer mit einem einzigen Satz: »Du sorgst dich um die, um die du dich nicht sorgen brauchst. Mit anderen Worten: Du sorgst dich umsonst!« (Swami Venkatesananda: *Die Bhagavadgita,* Seite 27) »Tue, was zu tun ist, o Arjuna, standhaft im Yoga, unverhaftet und unbekümmert in Erfolg und Mißerfolg. Die Ausgeglichenheit des Gemütes wird Yoga genannt.« (Seite 33)

Vielleicht werden Sie in diesem Fasten den Punkt erreichen, wo Sie aus einem tiefen, inneren Bedürfnis heraus sagen: »Dein Wille geschehe!« Wenn das jetzt noch nicht geschieht, seien Sie bitte nicht traurig. »Haben Sie Gottvertrauen!«

Frieden

Irgendwann während des Fastens wird der Moment kommen, in dem sich ein unendliches Gefühl des Friedens einstellt. Es ist der Moment, in dem Sie die ganze Welt umarmen möchten, das Gefühl haben, mit allen Menschen verbunden zu sein und keinem Lebewesen Schaden zufügen zu können. Selbst für Ihre ärgsten Feinde werden Sie eine grenzenlose Herzensgüte empfinden. Nichts in der Welt kann diesen Frieden stören. Es sind gnadenvolle Lichtmomente, die Sie jetzt erleben dürfen, Momente des Schweigens, die so voll sein können mit Inhalt, und Momente der Liebe für alle Lebewesen auf dieser Welt. Es ist die Liebe zu sich selbst, die schon immer da war und nur darauf gewartet hat, von Ihnen geweckt zu werden. Wenn Sie die Liebe zu sich selbst finden, dieses vollkommene Angenommensein spüren, dann können Sie diese Liebe auch anderen Menschen geben. Darin liegt auch der Unterschied zwischen Mitleid und Mitgefühl. Wenn Sie Mitleid haben, dann leiden Sie mit dem anderen; Ihre Energie zerstreut sich, und das wird Sie sehr viel Kraft kosten und Ihnen Energie rauben. Mitgefühl ist etwas anderes. Es entsteht aus der Tiefe des Herzens, aus diesem inneren Frieden heraus. Mitgefühl kann Ihnen selbst sehr viel geben. Es ist eine Bereicherung und gibt Ihnen die Möglichkeit, selbst ein Stück zu wachsen.

Hier ein Beispiel: Ihnen begegnet ein alter Bekannter, der schwer krank ist. Ihr Bekannter erzählt Ihnen von seiner Krankheit und von seinem Leiden. Nach dem Gespräch gehen Sie mit einem Gefühl der Angespanntheit nach Hause. Noch Tage danach tut Ihnen der Magen weh, und Sie müssen ständig an Ihren Bekannten denken: »Oh wie schlecht es diesem Menschen geht. Er hat sich doch immer so gesund ernährt, hat Yoga geübt und meditiert. Und jetzt ist er so krank. Wie kann das möglich sein? Was wird aus seinen Kindern, wenn er stirbt. Und was wird aus meinen

Kindern, wenn ich sterbe. Vielleicht bin ich ja auch krank und weiß es gar nicht. Wie schwer und ungerecht ist doch das Leben.« Sie leiden wirklich mit, und zwar so, daß dieses Leid Ihnen psychisches und körperliches Unbehagen schafft. Schließlich wird es zu Ihrem eigenen Leid – zumindest im Kopf. Und gerade dieser Kopf ist es, der das Mitgefühl nicht entstehen läßt. Aber vielleicht geht es Ihrem Bekannten ja gar nicht so schlecht. Möglicherweise hat ihm das Schicksal eine Chance gegeben, an seiner Krankheit, an seinem Leid zu wachsen. Können Sie das beurteilen? Es ist sein Lebensweg, den er gehen muß und nicht Sie.

Mitgefühl entsteht aus der Tiefe des Herzens, aus dem Frieden mit sich selbst. Wenn Sie Mitgefühl haben, dann geben Sie dem anderen Menschen immer einen Teil dieses Friedens. Sie werden sich danach sehr wohl fühlen. Beschenkt ist vielleicht der bessere Ausdruck. Mitgefühl wird Ihnen niemals Kraft rauben, sondern immer etwas geben.

Als ich mit meinem Sohn noch Monate nach seiner schweren Erkrankung regelmäßig ins Krankenhaus zur Blutkontrolle mußte, sind wir oftmals in seine alte Station gegangen. Sie war ja schließlich lange Zeit unser zweites Zuhause gewesen. Seine Haare waren schon wieder streichholzlang, und man konnte ihm die Schwere seiner Erkrankung nicht mehr ansehen. Auf dem Flur begegnete uns eine Mutter mit ihrem Kind. Ich werde niemals erfahren, was dieses Kind hatte, aber an seinem kahlen Kopf konnte ich erkennen, daß es ebenfalls schwer krank sein mußte. Als mein Sohn das Kind sah, ging er zu ihm. Er strich mit seiner Hand über den Kopf des Kindes und sagte: »Weißt du, ich war auch schwer krank und hatte keine Haare. Hier schau«, und dabei nahm er die Hand des Kindes und fuhr mit ihr über seinen Kopf, »wie lang sie schon sind.« Beide lachten. Als die Mutter daraufhin zu weinen anfing, nahm ich die Frau in meine Arme. Nach einiger Zeit des Schweigens sagte ich zu ihr: »Ich wünsche Ihnen viel Kraft.« »Danke«, antwortete die Frau, »die werde ich brauchen«. Kurze Zeit später traf ich die Frau an unserem Auto wieder. »Entschuldigen Sie bitte, daß ich Ihnen nachgegangen bin, aber ich wollte mich bei Ihnen bedanken.« »Wofür bedanken«, fragte ich erstaunt. »Sie werden das jetzt vielleicht lächerlich finden, aber Sie haben mir sehr viel gegeben.« Wieder verging eine Zeit ohne Worte. Als ich in unser Auto stieg, rief ich ihr hinterher: »Und Sie mir auch!«

Das ist Mitgefühl. Beide geben und beide haben etwas bekommen. Ein Geschenk. Eine Bereicherung. Sehr kostbar und doch so einfach. Dieses Mitgefühl läßt sich nicht machen. Es entsteht aus dem eigenen Leid und der eigenen Leidenserfahrung. Aus dem eigenen Erleben kann aus der Tiefe des Herzens heraus dieses Mitgefühl entstehen. Sie fühlen wirklich mit, weil Sie die Situation kennen und auch die Angst, den Schmerz und die Ohnmacht, die damit verbunden ist. Sie ahnen, was Ihr Gegenüber fühlt. Daraus entsteht eine Kommunikation, die sich auf der Ebene des Herzens abspielt. Und diese Kommunikation hat eine ganz andere Qualität als die des Kopfes. Es ist ein Geschenk, das uns Gott gegeben hat, um seinen kosmischen Plan zu erfüllen und um mehr Mitmenschlichkeit entstehen zu lassen. Meine eigene Erfahrung ist: Dieser Frieden, nach dem so viele Menschen suchen, ist in jedem Individuum vorhanden, schon immer gewesen, von Geburt an.

Muß ich verzweifelt nach etwas suchen, was schon immer zu mir gehört hat? Meine Hand gehört auch zu mir. Muß ich sie deshalb suchen? Sicherlich nicht, denn sie ist etwas so Selbstverständliches für mich, daß Sie mir gar nicht bewußt ist. Mit dem inneren Frieden ist es ebenso. Er ist da, er gehört zu mir, nur mit dem Unterschied, daß er mir nicht bewußt ist. Ich kann ihn nicht sehen. Dennoch gehört er zu mir, so wie meine Hand zu mir gehört. Im Fasten und in der täglichen Yogapraxis wird diese Bewußtheit entwickelt. Wenn Sie diesen Frieden nur ein einziges Mal bewußt erlebt haben, werden Sie alles unternehmen, um ihn für immer zu behalten. Nichts auf der ganzen Welt wird Ihnen wichtiger sein, als diesen Frieden zu erhalten. Sie werden alles daransetzen, diesen Frieden nicht zu verlieren. Das einzige, was Sie tun müssen, ist, alles zu vermeiden, was diesen Frieden stören könnte.

Das ist das ganze Geheimnis! Dieser Satz klingt sehr einfach, ihn in die Praxis umzusetzen, ist unendlich schwer. Er bedeutet unter Umständen, daß Sie sich von Menschen trennen müssen, die in irgendeiner Weise Unfrieden in Ihr Leben bringen, einen destruktiven Einfluß auf Sie ausüben oder Ihnen durch ihr ständiges Genörgele den Tag vermiesen. Das könnte auch bedeuten, daß Sie für manche Menschen sehr unbequem werden, Menschen, die Sie bis jetzt akzeptierten, weil Sie seit Jahren genau ihrem Bild entsprochen haben. Sobald Sie nun anfangen, Ihren eigenen Weg zu gehen, werden Sie nicht mehr in das Bild passen, das sich diese Menschen von Ihnen gemacht haben, und das kann unter Umständen zu großen Problemen führen. Ich schreibe das aus eigener Erfahrung. Aus diesem Grund habe ich nämlich meine berufliche Tätigkeit verändert, meinen großen Bekanntenkreis drastisch reduziert und meine politischen Freunde (?) verloren. Aber nichts von all dem war mir so wichtig wie die Erhaltung meines inneren Friedens. Und aus diesem Grund trauere ich diesen Dingen auch nicht hinterher. Ich bin tausendfach dafür entschädigt worden.

Den inneren Frieden zu erhalten heißt nicht, auf Konflikte zu verzichten. Im Gegenteil. Wenn Sie diesen inneren Frieden behalten wollen, wird es unumgänglich sein, Konflikte auszutragen und anderen Menschen Grenzen zu setzen. Es ist jedoch ein großer Unterschied, ob Sie den Konflikt haben oder ob der Konflikt Sie hat! Also machen Sie aus einem Konflikt kein monatelanges oder jahrelanges Drama. Das wird Sie sehr viel Kraft kosten, und diese Kraft fehlt Ihnen für Ihre Fasten- und Yogapraxis. Ich habe absolutes Vertrauen in meine Yogaarbeit. Yoga führt die Menschen in die Freiheit, irgendwann einmal die Wurzel Ihres Unfriedens zu erkennen. Mit dieser Erkenntnis ist schon ein großer Schritt nach vorn getan. Eine Lebenshaltung zu verändern erfordert sehr viel Mut und Kraft. Jede kleine Veränderung trägt ein Stück mehr zu diesem inneren Frieden bei. Dann kommt vielleicht eine Situation, die etwas heftiger ist und in der Ihr innerer Friede kräftig erschüttert wird, aber danach ist wieder Ruhe. Können Sie sich vorstellen, daß dieser Friede ansteckend ist? Genauso wie schlechte Laune ansteckend ist (hüten Sie sich auf alle Fälle und unter allen Umständen, nicht nur im Fasten, vor schlechtgelaunten Menschen), so strahlen friedvolle Menschen eine angenehme Heiterkeit aus. Sie werden sich in der Nähe dieser Menschen wohlfühlen und nur noch den Kontakt mit diesen Menschen suchen.

Frieden ist etwas, was schon immer in Ihnen vorhanden war. Tun Sie darum alles, um Unfrieden zu verhindern. Das ist das ganze Geheimnis!

Tat twam asi

»Sie sagen, das Suchen nach dem Sinn des *Ich* sei weniger wichtig, als das Finden des rechten Verhältnisses zu den anderen. Aber dies ist gar nicht zweierlei. Wer jenes echte *Ich* sucht, der sucht zugleich die Norm allen Lebens, denn dies innerste *Ich* ist bei allen Menschen gleich.
Es ist Gott, es ist der *Sinn*. Darum sagt der Brahmane zu jedem fremden Wesen: *Tat twam asi* (Das bist du)!
Er weiß, daß er keinem anderen Wesen schaden kann, ohne sich selbst zu schaden, und daß Egoismus keinen Sinn hat.«

Hermann Hesse

Viele Menschen versuchen, die Gnade Gottes und die Berührung der eigenen Seele durch das Praktizieren von Nächstenliebe zu erlangen. Sie sagen: »Liebe deinen Nächsten.« Aber der Satz ist damit noch nicht zu Ende. Er hat einen zweiten Teil, und der ist noch viel wichtiger: »... wie dich selbst!«

Wie soll ich meinen Nächsten lieben, wenn ich niemals im Leben gelernt habe, mich selbst zu lieben? Wie kann ich mich meines Nächsten annehmen, wenn ich mich selbst nicht annehmen kann? Und wie kann ich das Leid und die Sorgen meines Nächsten verstehen, wenn ich meine eigenen Sorgen und Nöte und mein eigenes Leid nicht verstanden habe? Kann ich mich wirklich so lieben, wie ich bin? Mit all meinen Stärken, aber auch mit all meinen Fehlern und Schwächen?

Im Fasten haben Sie die einzigartige Möglichkeit, mit den Stärken, aber auch mit den Schwächen und Fehlern ihrer eigenen Person in Berührung zu kommen. Vielleicht werden Sie im ersten Moment etwas Angst bekommen oder verwirrt sein. Aber diese Angst ist sehr natürlich, und die Verwirrung wird vergehen. Nutzen Sie die einmalige Chance, die Ihnen das Leben bietet, wenn Sie im Fasten das Gefühl haben: »Jetzt ist der Moment gekommen, wo ich mich selbst lieben kann, wo ich mich akzeptiere als Teil dieses Universums mit einer ganz bestimmten Aufgabe.« Es ist eine Berührung ganz besonderer Art, die Sie dort erfahren, eine Berührung, die Ihr weiteres Leben verändern kann.

Stellen Sie sich vor einen Spiegel und sagen Sie: »Ich liebe mich. Ich bin schön. Ich bin einmalig auf dieser Welt. Ich freue mich, daß ich lebe.« Diese Worte sind Balsam für Ihre Seele. Wenn Sie mit Ihrem Partner fasten, dann machen Sie diese Übung zu zweit. Sagen Sie Ihrem Partner: »Ich liebe dich. Du bist schön. Du bist einmalig auf dieser Welt. Ich freue mich, daß du lebst.« Wiederholen Sie diese Übung jeden Tag, und Sie werden sehen, daß es mehr ist als eine Übung. Nehmen Sie diese Worte in sich auf, wie ein Schwamm, der sich mit Wasser vollsaugt. Ein trockener Schwamm kann kein Wasser abgeben. Ein Mensch, der sich selbst nicht lieben kann, wird auch niemals seine Mitmenschen lieben können. Wenn Sie das verstehen, dann bekommt der Satz »Liebe deinen Nächsten wie dich selbst« einen ganz anderen Inhalt. Und der Schwamm wird niemals trocken werden, weil immer genügend Wasser da ist. Woher dieses Wasser kommt? Meditieren Sie darüber!

Fasten mit dem Partner

Eine Fastenzeit kann zu einem besonders intensiven Erlebnis werden, wenn Sie zusammen mit Ihrem Partner fasten. Voraussetzung dafür ist jedoch, daß der Partner freiwillig mitfastet, nicht aus Liebe zu seiner Frau/ihrem Mann, sondern aus Liebe zu sich selbst.

Wenn Sie zu zweit fasten, müssen Sie wissen, daß Sie von einem bestimmten Punkt an sehr offen, ungeschützt und leicht verletzbar sind. Diese Ungeschütztheit wird sehr häufig von »lieben Mitmenschen« bewußt oder auch unbewußt ausgenutzt. Es ist sehr einfach, einen Fastenden emotional in die Ecke zu stellen und ihn fertigzumachen. Hüten Sie sich davor, sich in dieser Ungeschütztheit auf einen Konflikt einzulassen. Sie werden immer der Verlierer sein!

Eine reine Wohltat ist es, wenn Ihr Partner seine Fastenzeit vom gleichen Ausgangspunkt beginnt wie Sie. Er wird teilhaben an Ihren Erlebnissen, und Sie werden gemeinsam ein Stück in Ihrer Partnerschaft wachsen. Das kann Ihrem Zusammenleben unter Umständen eine ganz andere Qualität geben. Vielleicht werden Sie Ihren Partner das erste Mal in Ihrem Leben auch schwach und verletzbar erleben. Oder er wird in Ihren Armen liegen und weinen. Die eigentliche Qualität eines Menschen liegt nicht in seiner unerbittlichen Stärke, sondern in seiner Fähigkeit, Schwächen zuzulassen und diese Schwächen auch einzugestehen. Niemand kann sein ganzes Leben lang nur stark sein. Leider wurden wir Männer immer so erzogen. Haben Sie aber einmal überlegt, wer diese Männer erzogen hat?

Sie beide haben jetzt eine gemeinsame Basis, auf der Sie den Beziehungsmüll der letzten Jahre oder Jahrzehnte beiseite räumen können. Nutzen Sie diese einmalige Chance, und beginnen Sie mit einer konstruktiven Neugestaltung Ihrer Beziehung. Hüten Sie sich davor, den Partner mit »Du-Botschaften« zu überschütten. Hier nur einige Beispiele, wie Sie sich nicht mitteilen sollten: »Du hast ja immer recht!« »Du hast mich verletzt!« »Du bist schuld daran, daß es mir so schlecht geht!« »Warum behandelst du mich bloß immer so abfällig?« Und hier die Krone aller Du-Botschaften: »Du bist genau wie deine Mutter!« Kommen Ihnen diese Botschaften nicht auch bekannt vor? Mit diesen Äußerungen stellen Sie Ihren Partner in eine Ecke, und er kann gar nicht anders, als ebenfalls mit Du-Botschaften zu antworten. Sie können dieses Spiel wochenlang spielen, und nichts wird sich ändern. Im Gegenteil, die Kluft zwischen Ihnen wird immer tiefer.

Wenn Sie fasten, stehen Sie in einer ganz tiefen Beziehung zu Ihren Gefühlen. Versuchen Sie, Ihrem Partner diese Gefühle mitzuteilen. Fangen Sie jeden Satz mit *Ich* an, zum Beispiel: »Ich fühle mich verletzt!« »Ich bin traurig!« »Ich möchte mich von dir nicht so behandeln lassen!« »Es geht mir sehr schlecht. Bitte rede nicht so abfällig von mir!« »Ich möchte nicht, daß du so mit mir umgehst, das macht mich sehr traurig!« Wie hört sich das an? Können Sie sich vorstellen, auf dieser Basis miteinander zu reden? Die Menschen stecken voll von Gewohnheiten. Fasten ist eine Möglichkeit, diese Gewohnheiten zu erkennen und sie dann zu ändern.

Ich habe beobachtet, daß Paare, die gemeinsam zum Fasten oder zur Yogagruppe kommen, sehr lieblos und ruppig miteinander umgehen. In den ersten Tagen trenne ich diese Paare, und siehe da: Wie vorsichtig und einfühlsam sie mit anderen Menschen üben! Nach einiger Zeit kommen sie mit dieser Erfahrung zu ihrem eigenen Partner, und plötzlich fassen sie sich sehr liebevoll an, helfen sich bei den Yogastellungen und haben großen Spaß daran, miteinander neue Erfahrungen zu machen. Was hat sich verändert? Sie sind ein Stück bewußter im Umgang mit anderen Menschen geworden, und diese Bewußtheit können sie auch mit ihrem eigenen Partner erfahren. Sie läßt sich auch auf ihr soziales Umfeld ausdehnen, auf die Familie, den Freundeskreis und die Arbeitsstelle. Das heißt nun nicht, daß Sie mit Ihrem Chef an Ihrer Arbeitsstelle Yoga üben sollen. Aber vielleicht ändert sich ja Ihre Haltung gegenüber dem Chef, und Sie gehen in Zukunft generell bewußter und liebevoller mit Ihren Mitmenschen um.

Ihre Fasten- und Yogapraxis wird nie ohne Wirkung auf Ihre Mitmenschen bleiben. Erwarten Sie jedoch nicht, daß Ihre Umwelt sich ändert, sondern fangen Sie immer bei sich selbst an. Wenn Sie aus einer Fastenzeit kommen oder regelmäßig Yoga üben, werden Sie feststellen, daß sich in Ihrem sozialen Umfeld etwas verändert. Ihre Mitmenschen sind immer noch dieselben. Aber Sie selbst haben eine andere Sichtweise bekommen, und das verstehe ich unter Bewußtseinserweiterung. Nutzen Sie also die Fastenzeit, um zusammen mit Ihrem Partner neue Erfahrungen zu machen. Die Zeit, die Sie miteinander verbringen, ist sehr kostbar!

Fasten und Frausein

Bitte wundern Sie sich nicht, wenn Ihre Menstruation während des Fastens stärker kommt. Es ist ein Zeichen dafür, daß die Reinigung des Körpers auch über die Monatsblutung erfolgt. Eine Kursteilnehmerin berichtete, daß sie ein ganzes Jahr lang jeden Monat in der Zeit Ihrer Menstruation fastete. Sie bekam dadurch Ihre Beschwerden in den Griff, und die Blutungen waren fortan regelmäßig und nicht mehr so intensiv.

Durch das Fasten und durch das Üben der Asanas geben Sie Ihrem Uterus, den Eierstöcken und Ihrer Scheide die Möglichkeit, sich zu reinigen. Sie brauchen dazu keine zusätzlichen Hilfsmittel. Wenn möglich, sollten Sie in Ihrer Fastenzeit eine Pillenpause einlegen. Denken Sie auch daran, die von mir beschriebene Darmreinigung auf Seite 33 erst einige Stunden nach der Pilleneinnahme durchzuführen.

Auf gar keinen Fall sollten Sie fasten, wenn Sie wissen, daß Sie schwanger sind. Das gefährdet das werdende Leben und ist meiner Ansicht nach unverantwortlich und durch nichts zu rechtfertigen.

Ihre Yogapraxis können Sie nach dem dritten Schwangerschaftsmonat unter Anleitung einer fachkundigen Yogalehrerin fortsetzen. Es gibt Lehrerinnen, die eigens hierfür ausgebildet sind. Sie wird Ihnen die richtigen Haltungen und Atemübungen beibringen. Eine Liste mit Adressen dieser Lehrerinnen bekommen Sie vom Berufsverband Deutscher Yogalehrer, Riemenschneiderstraße 4, 8702 Erlangen, Tel. 0 93 64 / 47 97.

Wenn Sie Ihre Menstruation haben, sollten Sie in den ersten Tagen nicht so viele Standhaltungen und Rückwärtsbeugen machen. Wenn Sie überhaupt üben wollen, dann praktizieren Sie die Asanas auf den folgenden Seiten. Sie werden Ihnen sehr hilfreich sein. Auf gar keinen Fall sollten

Sie Umkehrhaltungen üben. Hierzu gehören der Schulterstand (Seite 104, Bild 39, 40 und 41) der Pflug (Seite 42, Bild 8) und der Handstand.

Die Umkehrhaltungen haben die Eigenschaft, alle Energien im Körper umzukehren. Sie müssen wissen, daß es im Körper verschiedene Typen von Prana (Lebensenergie) gibt. Sie sind für das Funktionieren der biologischen Prozesse verantwortlich. Apana ist die Energie, die für die abwärtsfließende Bewegung verantwortlich ist. Und das ist genau die Energie, die den monatlichen Reinigungsprozeß im Uterus in Gang setzt. Warum wollen Sie diesen natürlichen Vorgang in Ihrem Körper jetzt durch Umkehrhaltungen behindern?

Entscheiden Sie immer für sich selbst, ob Sie während der Menstruation überhaupt Yoga üben wollen. Wenn Sie genau hinspüren, werden Sie es erfahren, denn Ihr Körper weiß am besten, was in dieser Zeit gut für Sie ist und was nicht. Wenn Sie dieses Gespür noch nicht haben, werden Sie es durch Yoga und durch Fasten allmählich bekommen.

Hier einige ausgezeichnete Haltungen, die Sie während Ihrer Menstruation üben können. Machen Sie jede Übung etwa zehn Minuten lang.

1/2. *Apanasana.* Legen Sie sich auf den Rücken. Ziehen Sie beide Knie auf den Bauch. Die Finger zeigen zu den Füßen. Der untere Rücken liegt fest am Boden auf, der Nacken ist gestreckt. Mit der nächsten Ausatmung bewegen Sie die Knie Richtung Bauch (Bild 1), einatmend dann in den Raum, bis die Arme gestreckt sind (Bild 2). Achten Sie darauf, daß die Bewegung aus den Beinen und nicht aus den Schultern kommt.

3/4. *Utkatasana.* Die Hockhaltung. Setzen Sie sich in die Hocke. Wenn es möglich ist, stellen Sie beide Fersen am Boden ab. Die Beine sind hüftbreit, die Außenkanten der Füße parallel zueinander. Falls die Fersen nicht zum Boden kommen, legen Sie sich eine zusammengerollte Decke oder einen Holzklotz darunter (Bild 3). Bleiben Sie vollkommen passiv in dieser Haltung. Nach einiger

Zeit geht es dann vielleicht auch schon ohne Unterlage (Bild 4).

5. *Viparita Karani.* Das ist eine sehr wohltuende Haltung, die Ihnen viel Kraft geben wird. Sie kennen diese Haltung schon von dem Übungszyklus der Darmreinigung auf Seite 37, Bild 16. Lagern Sie das Becken hoch. Das Gesäß liegt auf zwei Decken, die Beine berühren die Wand. Der Bauch ist entspannt.

6. *Baddha-Konasana.* Der Schustersitz. Diese Haltung habe ich in meiner Yogastunde auf Seite 102 beschrieben (Bild 27). Sie ist die Ausgangshaltung für den folgenden Übungszyklus.

7.–9. *Supta-Baddha-Konasana.* Diese Haltung empfehle ich allen Frauen, die sehr starke Probleme mit der Menstruation haben. Sitzen Sie in Baddha-Konasana (Bild 6) auf einer gefalteten Decke. Legen Sie sich ein verstellbares Band um die Füße und um das Kreuzbein. (Bild 7). Zurren Sie das Band fest. Stützen Sie sich auf Ihre Ellenbogen ab (Bild 8), und legen Sie sich schließlich ganz zurück auf den Boden (Bild 9). Entspannen Sie die Leisten und den ganzen Unterleib. Nach einiger Zeit kommen Sie in umgekehrter Reihenfolge zurück. Zum Ausgleich üben Sie eine Variante von Yoga-Mudra (Bild 10).

10. Nehmen Sie die Knie etwas auseinander. Lassen Sie Ihr Gesäß auf den Fersen. Mit einer Einatmung strecken Sie den Oberkörper nach vorn, ausatmend bleiben Sie entspannt liegen, die Stirn am Boden.

11. *Savasana.* Diese Haltung darf natürlich nicht fehlen. Sie ist sehr wichtig. Halten Sie viel Ruhe, besonders während der ersten Tage Ihrer Menstruation. Wenn Sie wollen, können Sie beide Hände auf Ihren unteren Bauch legen und dorthin atmen. Eine ausführliche Beschreibung dieser Haltung finden Sie auf Seite 105.

12. *Virasana.* Der Heldensitz. Setzen Sie sich auf Ihre Fersen. Lassen Sie Ihren Oberkörper aufgerichtet, und beobachten Sie fünf Minuten lang Ihren Atem.

13. *Siddhasana.* Eine Beschreibung dieser Haltung finden Sie in meiner Yogastunde auf Seite 106.

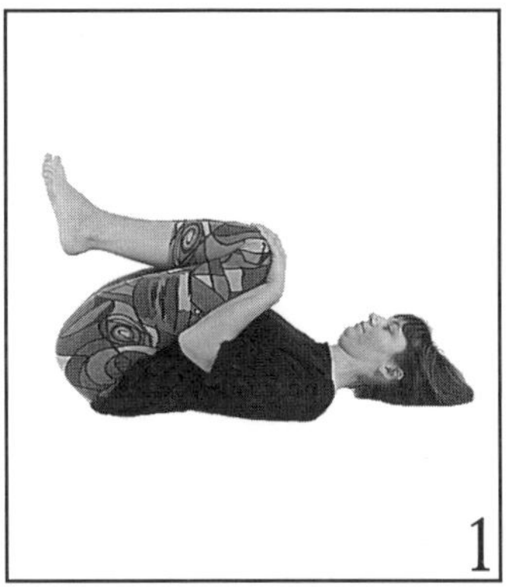

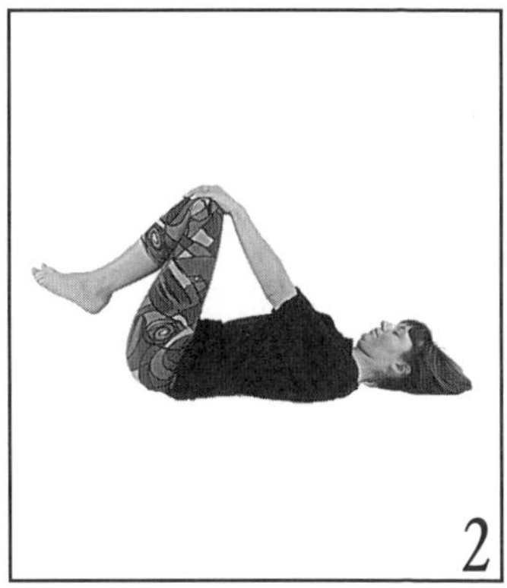

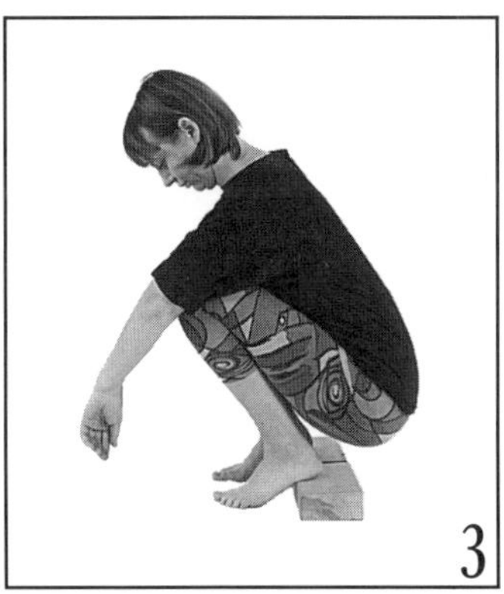

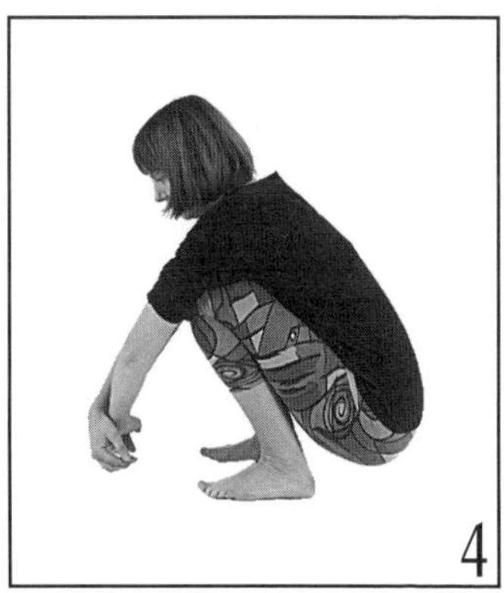

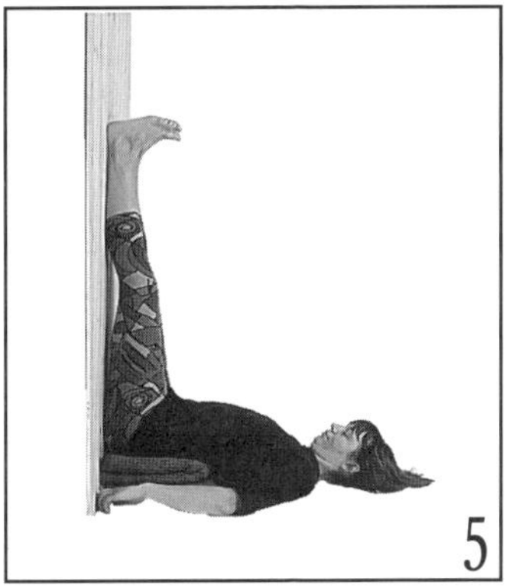
5

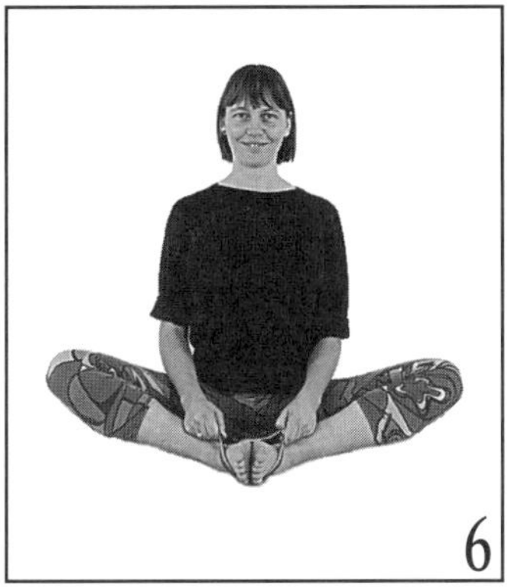
6

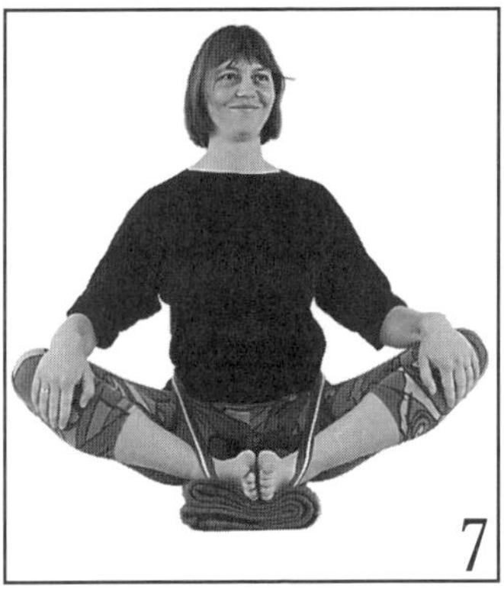
7

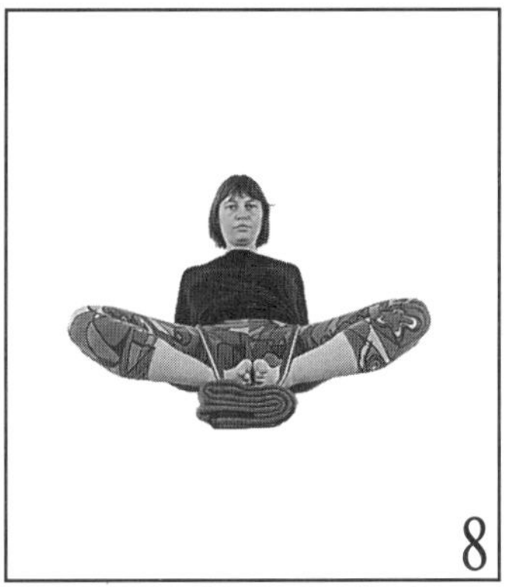
8

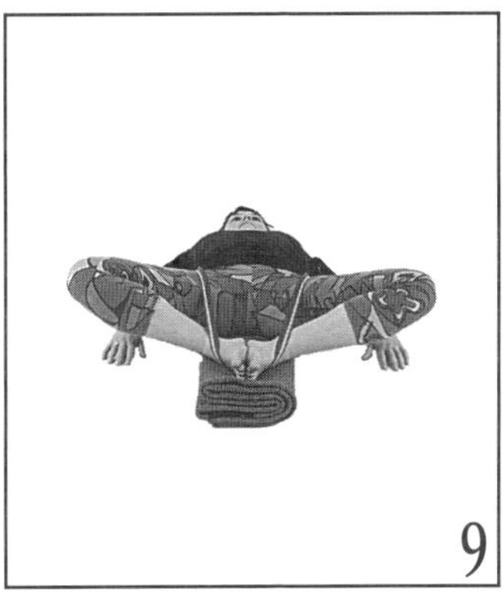
9

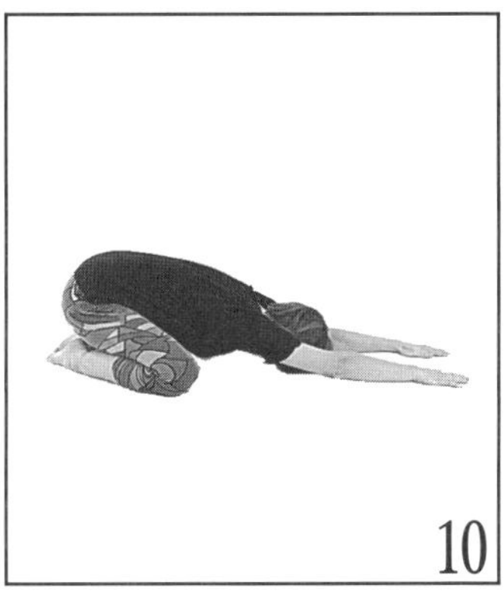
10

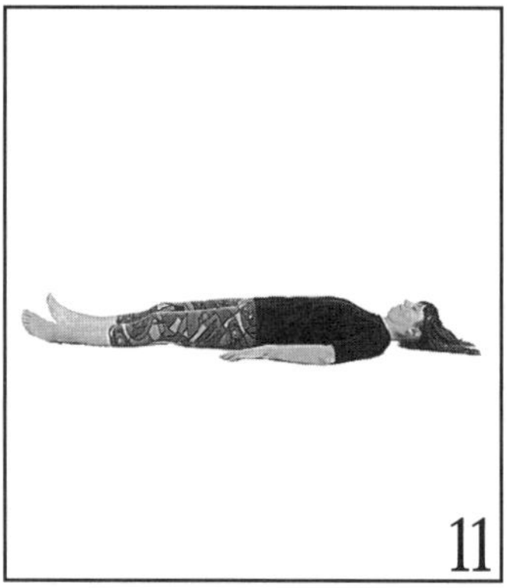
11

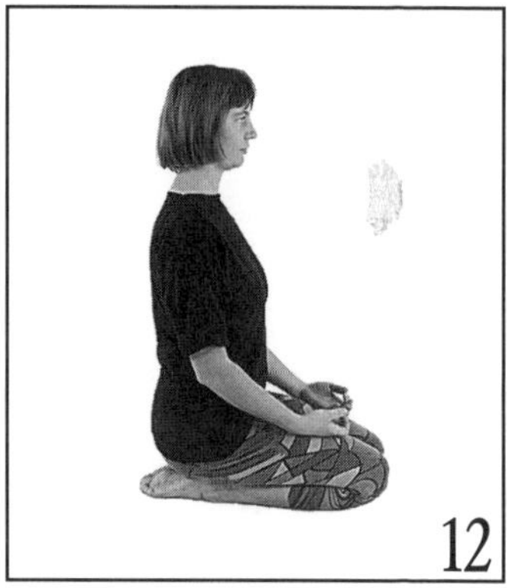
12

Yoga

Bevor wir mit der Yogaarbeit beginnen, möchte ich Ihnen eine Geschichte erzählen.

Auf einer Auktion kam unter anderem auch eine alte Geige zum Gebot. »Wer bietet mehr als hundert Mark für dieses ausgezeichnete Instrument?« fragte der Auktionator. Niemand meldete sich. »Nun, diese phantastische Geige ist mindestens hundertfünfzig Jahre alt.« »So sieht sie auch aus«, entfuhr es einem der Anwesenden unter lautem Gelächter der übrigen.

»Na ja, die Geige ist zwar nicht schön, aber sie hat einen ausgezeichneten Klang.« Mit diesen Worten nahm der Auktionator die Geige, setzte sie an seine Schulter und begann zu spielen. Schauerlich! Die anwesenden Menschen verzogen ihre Gesichter. »Möchte wirklich niemand dieses Instrument kaufen?« Nach einigen Minuten betretenden Schweigens kam aus der letzten Reihe ein kleiner, alter Mann. »Darf ich mal?« fragte er den Auktionator.

Er zog ein Tuch aus seiner Tasche und begann die Geige zu putzen. Dann säuberte er die Saiten und begann sie zu spannen und zu stimmen. Dafür nahm er sich sehr viel Zeit. Gebannt verfolgten die Anwesenden sein Tun. Zum Schluß setzte er die Geige an seine Schulter, nahm den Geigenbogen und begann zu spielen. Mit fachmännischem Können entlockte er dem Instrument die schönsten Töne. Und der Raum war voll von einer lieblichen Melodie. Als er nach einigen Minuten sein Spielen beendete, blieb es totenstill.

»Ich biete fünfhundert Mark« – »sechshundert«. »Ich gebe siebenhundertfünfzig.« Zu einem Gebot von neunhundertfünfzig Mark wurde das Instrument schließlich versteigert.

Wie war es möglich, daß dasselbe Instrument zu zwei verschiedenen Zeitpunkten einen so unterschiedlichen Wert hatte? Handelte es sich in beiden Fällen nicht um die selbe Geige?

Nun, das Geheimnis liegt in der liebevollen Hingabe, mit der sich der alte Mann dem Instrument zugewandt hatte. Voller Konzentration war er beim Säubern, beim Stimmen und beim Spielen dabei. Es gab in diesem Moment nichts auf der Welt, außer der Geige. Sicherlich war er außerdem auch noch ein Fachmann auf seinem Gebiet, aber Geige bleibt Geige, und Körper bleibt Körper.

Und da sind wir schon mitten in unserer Yogapraxis. Das, was Yoga ausmacht, ist die Art und Weise, wie liebevoll und mit welcher Hingabe Sie sich mit Ihrem Körper beschäftigen. Yoga zu üben bedeutet immer, ein sehr hohes Maß an Konzentration, Aufmerksamkeit und Bewußtheit aufzubringen.

Wenn Sie nicht konzentriert, aufmerksam und bewußt üben, sind Sie vom Yoga noch weit entfernt. Solange Sie beim Üben den Kopf noch voller Gedanken haben, der Atem nicht regelmäßig fließt und die Haltung unbequem ist, ist das kein Yoga. Yoga entsteht immer dann, wenn Haltung, Atem und Bewußtsein eine Einheit bilden. Solange auch nur einer dieser Punkte fehlt, sind Sie nicht im Yoga.

Wenn Sie eine Haltung einnehmen, und Ihr Atem beginnt zu stocken, zu rasseln oder zu pfeifen, oder Sie kommen in Atemnot, so ist das kein Yoga. Sind Sie in einer Haltung, und der Atem fließt ruhig, aber Ihre ganze Aufmerksamkeit kreist um den sagenhaften Duft einer Tasse Kaffee und eines Stücks Apfelkuchen mit Sahne, so ist das auch kein Yoga. Auch wenn Ihr Atem ruhig fließt und Ihre Aufmerksamkeit beim Körper ist, Ihr unterer Rücken im Uttanasana (Vorwärtsbeuge) jedoch fürchterlich anfängt zu schmerzen, ist das kein Yoga, denn Ihre Haltung sollte ja bequem sein. Ist die Haltung wirklich bequem, wenn Ihr Rücken dabei anfängt zu schmerzen? Schmerz ist immer ein Warnsignal des Körpers, daß etwas nicht stimmt. Ignorieren Sie dieses Warnsignal, kann das böse Folgen für Sie haben. Üben Sie noch liebevoller und ändern Sie die Haltung so ab, daß Ihr Rücken schmerzfrei ist. Haben Sie den Mut, eine andere, einfachere Variante zu üben. Es ist wirklich nicht wichtig, wie perfekt Sie ein Asana einnehmen, sondern wie fest und bequem Sie sich darin fühlen. Vielleicht müssen Sie einige Wochen oder Monate an einer einzigen Haltung üben, bis Sie den nächsten Schritt machen können. Yoga ist immer auf Jahre angelegt, und Sie beginnen mit Ihrer Yogapraxis immer dort, wo Sie zur Zeit körperlich stehen. Mit viel Geduld und ohne Zeitdruck werden sich die Erfolge von ganz allein einstellen. Yoga hat sehr viel mit liebevoller Geduld unter Berücksichtigung des Faktors Zeit zu tun. Vielleicht werden Sie nach einigen Jahren Yoga- und Fastenpraxis feststellen, daß Sie nicht auf dem Weg zu einem Ziel sind, sondern daß der Weg Ihr Ziel ist. Yoga zu üben und zu fasten, bedeutet loszugehen, ohne zu wissen, wo man ankommt. Ist das nicht ein spannendes Unterfangen?

Verstehen Sie also Ihren Körper als ein Instrument, das Sie pflegen, säubern und gesunderhalten müssen, um eine Melodie darauf zu spielen. Und das tun Sie ja jetzt im Fasten. Wenn das Instrument gestimmt ist, lernen Sie Ihre Partituren. Diese Partituren sind mit den Asanas oder mit einer bestimmten Meditationspraxis vergleichbar. Nur wenn das Instrument richtig gestimmt ist und Sie Ihre Partituren gelernt haben, wird es der Geigenbogen leicht haben, den richtigen Ton zu finden.

Der Geigenbogen läßt sich mit Ihrem Atem vergleichen. Ohne Geigenbogen gibt es keine fließende Melodie, ohne Atem gibt es keinen lebenden Körper. Wenn Ihr Atem ruhig fließt, werden sich auch Ihre Gedanken in einem ruhigen Fluß befinden. Wenn Ihr Atem zu kurz ist oder unregelmäßig, stockend und unterdrückt, wirkt sich das auch auf den Fluß Ihrer Gedanken aus. Das wäre so, als würden Sie mit einer Drahtbürste versuchen, Ihrer Geige Töne zu entlocken. Können Sie sich vorstellen, wie das klingt und was geschehen würde, wenn Sie das häufiger täten? Lernen Sie also, den Geigenbogen zu führen, und bringen Sie Ihren Atem in einen ruhigen, gleichmäßigen Fluß. Ihr Körper wird es Ihnen danken.

Das Einüben der Noten, das korrekte Führen des Geigenbogens und das Erlernen der Partituren sind die Aufmerksamkeit, Konzentration und Bewußtheit, mit der Sie Ihre tägliche Übungspraxis im Yoga durchführen. Es heißt: »Es ist noch kein Meister vom Himmel gefallen« und »Ohne Fleiß keinen Preis.« Das gilt auch im Yoga. Das Ergebnis Ihrer Arbeit zeigt sich nicht darin, wieviele Bücher Sie über Yoga oder über das Fasten gelesen haben, und auch nicht darin, wieviel Sie darüber gehört haben. Sie können eine wandelnde Bibliothek sein und Millionen von Informationen in Ihrem Kopf gespeichert haben. Dennoch wird Ihr Wissen nutzlos sein, weil Sie niemals eigene Erfahrungen gemacht haben. Der Erfolg Ihrer Arbeit zeigt sich nicht in Ihrem Wissen, sondern in Ihrer täglichen Bereitschaft, regelmäßig zu üben, sich jeden Tag von neuem aufzuraffen und konsequent mit einem hohen Maß an Selbstdisziplin zu üben – und das nicht nur einen Tag, eine Woche oder einen Monat, sondern Jahre und Jahrzehnte. Warten Sie niemals auf einen Erfolg. Wenn Sie mit dieser Haltung an Ihre Yogapraxis herangehen, werden sich die Erfolge von allein einstellen.

Um noch einmal auf die Geschichte zurückzukommen, die mir mein Zen-Meister erzählt hat: Mit jeder Yogastunde und mit jeder Fastenwoche werden Sie ein klein wenig mehr Milch aus Ihrem Glas löffeln, und Ihr Kristall wird immer stärker leuchten. Und es wird Ihnen eine Freude sein, immer mehr Licht in das Dunkel Ihrer Seele leuchten zu lassen.

Der Lohn Ihrer Arbeit kommt dann, wenn Sie den Kristall in seiner vollen Schönheit erblicken können. In diesem Moment gibt es nur noch Frieden und Liebe und Freude und Glück. Niemand sonst außer Ihnen kann diesen Weg gehen. Es ist Ihr Weg! Und niemand kann Ihnen die Suche auf diesem Weg abnehmen. Dem Kristall ist es egal, ob sie ihn in diesem Leben, in einem der nächsten oder überhaupt finden werden. Es liegt ganz allein an Ihnen, ob Sie diesen Weg gehen wollen. Warten Sie deshalb nicht zu lange, sondern beginnen Sie *jetzt* mit der Suche.

Sobald Sie mit Ihrer Suche begonnen haben, werden sich zum richtigen Zeitpunkt die richtigen Menschen einstellen, die Ihnen bei dieser Suche helfen. Vielleicht wird es auch Rückschläge geben, aber das alles soll Sie nicht davon abhalten weiterzugehen. Es lohnt sich, das kann ich Ihnen versichern!

So wie der Wassertropfen einen Teil des Meeres in sich trägt, so trägt auch der Mensch einen Teil Gottes in sich. Und diesen Teil gilt es zu finden. Fasten und Yoga sind nur zwei Wege, um Gott und die Seele zu finden. Es gibt andere, und letztlich ist es egal, welchen davon Sie sich aussuchen. Wichtig ist nur, daß sie ihn mit Beharrlichkeit und Ausdauer gehen. Dann wird jede spirituelle Praxis zum Erfolg führen. Sollten Sie auf diesem Weg das Glück haben, einem Lehrer zu begegnen, wird er Ihnen vielleicht helfen können, Ihren leuchtenden Kristall zu finden.

Die Yoga-Sutren des Patanjali

Wenn ich von Yoga spreche, meine ich damit eine ganz bestimmte Lebensweise, die verschiedene Aspekte beinhaltet. Yoga ist keine Religion, wohl aber eine Möglichkeit, die eigene, innere Religion im Sinne einer Rückbindung (lat. *religio)* an den Kern des eigenen Wesens zu entdecken und zu leben. Ähnlich wie *religio* bedeutet das Sanskrit-Wort *yoga* Joch, das Anschirren, die Bindung an das Göttliche.

Yoga zu praktizieren heißt, einen Weg zu beschreiten, von dem man nicht weiß, wo er hinführt und ob man auch wirklich ankommt. Yoga ist die Lehre von der Einheit von Körper, Geist und Seele, die sich die Inder schon vor langer Zeit zunutze gemacht haben. Die Urschriften des Yoga sind: die *Hathayogapradipika,* die *Gheranda Samita,* die *Bhagavadgita* und die *Yoga-Sutren* des Patanjali.

Die Yoga-Sutren des Patanjali enthalten in 196 knappen Versen alles, was für die Ausübung von Yoga wichtig ist. Patanjali teilt den Yogaweg in acht Stufen ein: *Yama, Niyama, Asana, Pranayama, Pratyahara, Dharana, Dhyana* und *Samadhi.* Die ersten beiden Stufen *(Yama* und *Niyama)* sind die ethischen Voraussetzungen für die Yogaarbeit. Es sind die Schlüssel, mit denen Sie die nächste Tür öffnen können. Diese elementaren Grundsätze ethischen Verhaltens mögen ein wenig an die Zehn Gebote erinnern. Sie heißen: Gewaltlosigkeit, Wahrhaftigkeit, Nicht-Stehlen, reiner Lebenswandel, Nicht-Besitzergreifen, Reinheit, Zufriedenheit, Selbsterkenntnis, Askese, Studium der heiligen Schriften und Hingabe an Gott.

Yoga üben heißt nicht unbedingt, täglich eine halbe Stunde auf dem Kopf zu stehen. Yoga üben bedeutet vielmehr, die Yamas und Niyamas in jedem Augenblick zu leben und sie in das Alltagsleben zu integrieren. Ein gutes Beispiel für die richtige Anwendung von Yama und Niyama ist das Leben von Mahatma Gandhi. Gandhi hat niemals Asanas (Yogahaltungen) praktiziert, aber es ist bekannt, daß er die Sat-Kriyas anwandte und regelmäßig gefastet hat. In seinem Buch *Mein Leben* (übrigens eine gute Fastenlektüre) können Sie nachlesen, daß er alle Yamas und Niyamas praktiziert hat. Das bekannteste, mit dem er sein Volk in die Unabhängigkeit geführt hat, ist *Ahimsa* (Gewaltlosigkeit).

Yoga beginnt immer bei der eigenen Person. Es war ebenfalls Mahatma Gandhi, der sagte: »Ich strebe danach, eins zu werden mit allem, was da lebt. In der Sprache der Gita zu reden: Ich strebe danach, in Frieden zu leben mit Freund und Feind. Mag daher ein Mohammedaner oder ein Christ oder ein Hindu mich verachten und mich hassen, so will ich ihn lieben und ihm dienen, gleichwie ich mein Weib oder meinen Sohn lieben würde, auch wenn sie mich haßten.« (M. Gandhi: *Mein Leben*, Suhrkamp, Seite 260).

Mit dieser Einstellung sollten Sie täglich Yoga praktizieren und zur nächsten Stufe übergehen: *Asana* – Haltung, Stellung. Ihre Haltung sollte immer fest und angenehm sein. Wenn das nicht der Fall ist, üben Sie vielleicht Gymnastik, aber kein Yoga.

Nach Asana folgt *Pranayama*, und bevor Sie mit Pranayama beginnen, sollten Sie ein kleiner Meister in der Ausübung von Asana sein. Oder bauen Sie bei einem Haus zuerst das Dach und dann das Fundament? Die Lehre von Pranayama beinhaltet die Lenkung der Lebensenergie, nicht zu verwechseln mit der Lenkung des Atems. *Prana* ist viel subtiler als der Atem, und die Atembewegung ist lediglich ein Zeichen dafür, daß sich Prana im Körper befindet. Es ist nicht ganz ungefährlich, Pranayama ohne Anweisung zu üben. Daher rate ich Ihnen, sich beizeiten einen guten Lehrer zu suchen.

Wenn Pranayama beherrscht wird, ergibt sich automatisch *Pratyahara,* das Zurückziehen der Sinne von der Außenwelt. *Dharana* ist die Konzentration, *Dhyana* die Meditation und *Samadhi* das Einssein mit dem Universum, die Auflösung des *Ich*.

Hilfsmittel im Yoga

Als meine Tochter ihr erstes Fahrrad bekam, versuchte sie, ohne Stützräder zu fahren. Dabei fiel sie im wahrsten Sinne des Wortes auf die Nase und verletzte sich. Mit dem Fahrradfahren war es danach erst einmal vorbei – und natürlich war das Fahrrad schuld daran. Nach einiger Zeit versuchte sie es noch einmal, dieses Mal jedoch mit Stützrädern. Und siehe da, die Welt war wieder in Ordnung, das Fahrradfahren machte Spaß. Es dauerte nicht lange, und die Stützräder konnten abgenommen werden.

So ähnlich sind auch die Hilfsmittel zu sehen, die ich in meiner Yogaarbeit verwende. Decken, Bänder, Stühle, Wände, Holzklötze und Kissen, das alles sind Ihre Stützräder. Sie sollen Ihnen helfen, eine Yogahaltung fest und bequem über einen längeren Zeitraum einzunehmen, und zwar so, daß Ihr Atem ruhig und ungehindert fließen kann und Ihre Aufmerksamkeit nicht bei schmerzenden Körperteilen, sondern bei der eigentlichen Haltung ist. Im Laufe der Zeit werden Sie für Ihre Yogapraxis immer weniger Hilfsmittel benötigen und schließlich ganz ohne sie auskommen.

Die Hilfsmittel haben aber noch einen anderen Zweck. Mit ihnen kann die Yogahaltung individuell eingerichtet werden. Jeder Mensch hat einen anderen Ausgangspunkt. Und dieser Ausgangspunkt ist wichtig für unsere Yogaarbeit. Wenn Sie also steif und ungelenk sind, haben Sie einen anderen Ausgangspunkt als eine Person, die sehr geschmeidig und entspannt ist. Akzeptieren Sie also bitte diesen Ausgangspunkt, und fangen Sie von hier an zu arbeiten. Es kann Jahre dauern (und das hängt natürlich auch wesentlich von Ihrer regelmäßigen Übungsweise ab), bis der Körper durchlässiger wird und die blockierte Lebensenergie zu fließen beginnt. Beginnen Sie immer dort, wo Sie körperlich sind, dann befinden Sie sich auf dem richtigen Weg.

Von Ihrem individuellen Ausgangspunkt aus werden Sie dann versuchen, Ihre Grenzen allmählich zu erweitern. Das benötigt Geduld und Zeit. In meinen Yogagruppen habe ich beobachten können, daß viele Menschen diese Zeit nicht haben. Sie sind ungeduldig. Es muß schnell gehen. Die ganze Welt ist schnellebig, und wertvoll sind nur die Erfolgreichen. Wenn Sie dann noch anfangen, sich mit Ihrem Nachbarn zu vergleichen, entsteht entweder Stolz oder Unmut. Frustation entsteht immer nur dann, wenn Sie anfangen zu bewerten.

Im Yoga spielt es jedoch keine Rolle, wie beweglich Sie sind und wieviele Hilfsmittel Sie benötigen. Wichtig ist, daß Sie vollkommen bewußt und präsent sind. Dann sind Sie mehr im Yoga als eine gelenkige Person, die alle Haltungen perfekt beherrscht, aber mit ihrer Aufmerksamkeit überhaupt nicht dabei ist. Das wäre dann allenfalls eine schöne Turnstunde, aber kein Yoga. Vielleicht benötigen Sie für Ihre Übungspraxis mehr Hilfsmittel als Ihr Nachbar, aber das sollte Sie nicht davon abhalten, weiterzuüben und Ihre körpereigenen Grenzen zu erweitern. Damit arbeiten Sie auch an einer Erweiterung Ihres Bewußtseins, Ihres geistigen und seelischen Potentials.

Die Erfolgserlebnisse mit Hilfsmitteln sind sehr groß. Auch ich selbst nehme für den Schulterstand nach wie vor zwei bis drei dicke Decken und ein Band zur Hilfe. Das ist sehr bequem, und ich kann lange in dieser Haltung üben – manchmal zwanzig Minuten und länger. Außerdem heißt der Schulterstand Schulterstand, weil man dabei auf den Schultern steht und nicht auf der Halswirbelsäule. Die Halswirbelsäule ist sehr empfindlich und nicht dafür gebaut, daß man lange auf ihr steht. Üben Sie also immer fest und bequem, dann können Sie sich auf das Wesentliche jeder Haltung konzentrieren.

Sie benötigen für die Yogaarbeit mit Hilfsmitteln folgende Dinge:

- zwei Holzklötze (24x13x6,5 cm)
- eine rutschfeste Matte (180x60 cm)
- ein Band mit Schlaufe (180 cm lang)
- drei bis vier feste Decken (am besten Packdecken)
- einen standfesten Stuhl mit Lehne.

Die Holzklötze bekommen Sie beim Tischler, die rutschfeste Matte im Teppichgeschäft, das Band mit Schlaufe in Rucksackläden. Wie diese Hilfsmittel eingesetzt werden, sehen Sie auf den Bildern dieses Buches. Achten Sie bitte genau darauf, wo die Hilfsmittel eingesetzt werden und wie sie zu handhaben sind.

Auch ein Partner kann eine Hilfe sein. Ich habe jedoch bei allen Haltungen (bis auf eine) ganz bewußt auf eine Arbeit mit dem Partner verzichtet, da ich zunächst davon ausgehe, daß Sie ohne Ihren Partner fasten, Ihr Partner daher nicht Ihre jetzige Sensibilität besitzt. Außerdem sind diese Partnerübungen nicht ganz ungefährlich und bedürfen noch genauerer Vorbereitungen und präziserer Angaben.

Eine Yogastunde

Auf den folgenden Seiten finden Sie die Anleitung für eine Yogastunde, wie ich sie mit meinen Fastengruppen vom zweiten Fastentag an übe. Wenn Sie *alle* Haltungen machen, benötigen Sie dafür etwa eine Doppelstunde (zwei Stunden). Das ist die Zeit, die ich mit meinen Fastengruppen täglich der Yogaarbeit widme.

Den Entspannungshaltungen, die ich unter der Überschrift »Was tun bei Kopfschmerzen?« ab Seite 40 beschrieben habe, kommt eine große Bedeutung zu. Sie sind die Voraussetzung für eine tiefe Entspannung. Üben Sie vom zweiten Fastentag an am Schluß Ihrer Übungsreihe immer zehn Minuten lang eine Entspannungshaltung.

Es ist auch besser, täglich wenige Übungen in Ruhe auszuführen, als unter Zeitdruck ein langes Programm zu absolvieren. Behalten Sie Ihre Yogastunde auch nach dem Fasten bei. Üben Sie in einem gut gelüfteten, ruhigen Raum, und stellen Sie sicher, daß Sie in den nächsten zwei Stunden nicht gestört werden. Bringen Sie das Telefon in einen anderen Raum, und stellen Sie die Klingel ab. Tragen Sie lockere Kleidung, und üben Sie die Standhaltungen barfuß.

Beginnen Sie, indem Sie zunächst Ihren Körper aufwärmen (die ersten vier Bilder). Dann folgen die eigentlichen Übungen. Suchen Sie sich für Ihre Stunde immer die Variante heraus, die Sie fest und bequem, mit oder ohne Hilfsmittel einnehmen können. Sollte eine Haltung zu schwer sein, dann gehen Sie eine Stufe zurück und üben eine leichtere Version. Für den Fall, daß Sie mit einer Haltung überhaupt nicht zurechtkommen, dürfen Sie diese auch auslassen. Üben Sie immer in der angegebenen Reihenfolge. Wenn Sie möchten, können Sie nach der Stunde noch einen Augenblick in der Stille verweilen. Sitzen Sie in einer aufrechten Haltung und beobachten Sie Ihren Atem.

Bevor Sie eine Haltung einnehmen, atmen Sie zunächst tief aus. Dann atmen Sie ein und gehen mit der Ausatmung in die Haltung. Bei Rückwärtsbeugen ist die Atemführung anders. Bitte beachten Sie die Beschreibung der Atemführung bei jeder Haltung. Lassen Sie in jeder Haltung Ihren Atem ruhig fließen, nicht schneller, nicht langsamer. Pressen Sie den Atem nicht und halten Sie ihn auf keinen Fall an. Bleiben Sie mit Ihrer ganzen Aufmerksamkeit und mit Ihrer vollen Hingabe bei der Haltung. Kommen Sie nach einiger Zeit mit einer tiefen Einatmung aus der Haltung heraus. Wenn Sie im Winter eine Schneise durch den tiefen Schnee von Ihrer Haustür bis zur Straße gegraben haben, werden Sie dann den freigeschaufelten Weg zum Haus zurückgehen oder lieber den Umweg durch den verschneiten Garten nehmen? Gehen Sie also immer den gleichen Weg zurück.

1. Stehen Sie in *Tadasana* (Bild 5). Legen Sie Ihr rechtes Bein auf eine Stuhllehne (Bild 1). Greifen Sie mit der

rechten Hand das um Ihren Fuß gewickelte Band. Legen Sie Ihre linke Hand hinter Ihren Rücken, und greifen Sie auch mit dieser Hand das Band. Heben Sie den Brustkorb an, und lassen Sie den Atem ruhig fließen. Strecken Sie beide Beine, und achten Sie darauf, daß der Fuß des Standbeines nach vorn gerichtet ist. Wechseln Sie die Seite.

2. Drehen Sie Ihren Oberkörper so, daß das Brustbein zum Stuhl weist. Drehen Sie auch Ihren Fuß am Standbein in diese Richtung. Greifen Sie mit beiden Händen das Band, und richten Sie Ihren Oberkörper vollständig auf. Strecken Sie beide Beine gut durch, und lassen Sie Ihren Blick entspannt. Wechseln Sie die Seite.

3. Stehen Sie hüftbreit in *Tadasana* vor dem Stuhl. Beugen Sie sich mit einer Ausatmung aus der Hüfte heraus nach vorn. Die Handgelenke legen Sie auf die Stuhllehne, den Kopf lassen Sie entspannt. Lassen Sie die Beine gestreckt.

4. Stehen Sie in *Tadasana* vor dem Stuhl. Stellen Sie den rechten Fuß auf die Sitzfläche des Stuhles. Mit einer Einatmung richten Sie den Oberkörper ganz auf. Mit der nächsten Ausatmung drehen Sie den Oberkörper um die eigene Achse nach rechts. Durch den sanften Druck der linken Hand gegen die Außenseite des rechten Knies können Sie die Drehung verstärken. Die linke Hand befindet sich am unteren Rücken. Achten Sie darauf, daß auch Ihr Kopf in die Drehung miteinbezogen wird. Der Blick geht über die rechte Schulter.

5/6. *Tadasana.* Die Berghaltung. Es gibt zwei Möglichkeiten, diese Haltung zu üben. Bei der ersten Möglichkeit stehen die Füße sehr dicht zusammen (Bild 5). Wenn Ihnen das vom Gleichgewicht her Schwierigkeiten bereitet, können Sie die Beine auch hüftbreit stellen, die Außenkanten der Füße parallel zueinander (Bild 6).

Wählen Sie also die Fußstellung, in der Sie fest und bequem zehn Atemzüge lang verweilen können. Breiten Sie Ihre Zehen weit aus und verlagern Sie Ihr Körpergewicht gleichmäßig auf beide Beine. Stehen Sie bitte so, daß Sie den Vorderfuß und den Hinterfuß gleichmäßig belasten. Auch auf die Außen- und Innenkanten des Fußes wird das Gewicht gleichmäßig verteilt. Halten Sie beide Beine gestreckt. Ziehen Sie Ihr Steißbein zum Boden. Mit der nächsten Einatmung heben Sie Ihr Brustbein an. Bitte nicht die Schultern! Strecken Sie Ihren Nacken. Jetzt suchen Sie sich einen Fixpunkt am Boden. Bleiben Sie konzentriert. Lassen Sie Ihren Atem ruhig fließen. Stehen Sie fest wie ein Berg. Atmen Sie ein und lösen Sie die Haltung auf.

7/8. *Vrksasana.* Die Baumhaltung. Für die Baumhaltung gebe ich Ihnen ebenfalls zwei Möglichkeiten. Beginnen Sie zunächst mit der einfachen Variante. Stehen Sie in *Tadasana.* Verlagern Sie das Körpergewicht auf das linke Bein. Beugen Sie das rechte Bein, und stellen Sie die Zehen des rechtes Fußes auf den Spann des linken. Halten Sie die Hände gefaltet vor der Brust (Bild 7). Fixieren Sie einen Punkt am Boden. Stehen Sie ruhig und entspannt. Nach etwa zehn Atemzügen wechseln Sie die Seite. Wenn Ihnen diese Haltung gelingt, können Sie die etwas schwierigere üben (Bild 8). Dabei liegt der rechte Fuß an der Innenseite des linken Oberschenkels, sehr nahe am Damm. Entspannen Sie den rechten Oberschenkel, dann bleibt das gebeugte Bein sehr leicht in dieser Position. Mit einer Einatmung strecken Sie dann beide Arme nach oben. Die Finger bleiben dabei zusammen. Wenn Sie nicht sicher sind, ob Ihr Gesicht entspannt ist, üben Sie vor einem Spiegel. Falls der Baum zu sehr wackelt, suchen Sie sich einen Halt an der Wand. Ein Baum kann sich in verschiedene Richtungen ausdehnen. Der eine Fuß ist fest in der Erde verwurzelt. Das ist Ihre Basis, und diese Basis ist im Moment Ihr einziger Halt. Je besser ein Baum in der Erde verwurzelt ist, desto stärker kann er sich in das Licht ausdehnen. Das gebeugte Bein kann zur Seite wachsen, so wie sich die Äste eines Baumes zur Seite ausdehnen können. Die Arme wachsen nach oben. Sie bilden die Krone Ihres Baumes und symbolisieren die Verbindung mit dem Himmel, mit dem Licht. Stehen Sie fest und im Gleichgewicht? Stimmt Ihr äußeres Gleichgewicht mit Ihrer inneren Haltung überein? Ist es notwendig, den Atem anzuhalten, um im Gleichgewicht zu bleiben? Mit einer Ausatmung nehmen Sie die Hände herunter, stellen den Fuß zurück in *Tadasana* und üben dann mit der anderen Seite.

9.–11. *Utthita-Trikonasana.* Die Dreieckshaltung. Stehen Sie mit Ihren Beinen weit auseinander (Bild 9). Die Außenkanten der Füße sind parallel zueinander. Mit einer Einatmung heben Sie beide Arme an. Ausatmend ziehen Sie das Steißbein kräftig zum Boden. Jetzt drehen Sie den rechten Fuß um neunzig Grad nach außen. Mit der nächsten Einatmung heben Sie den Brustkorb an. Strekken Sie aus der Hüfte heraus den Oberkörper weit nach rechts. Ausatmend legen Sie Ihr rechtes Handgelenk auf eine Stuhllehne. Die linke Hand können Sie auf den unteren Rücken legen. Drehen Sie den Kopf zur linken Schulter und halten Sie beide Beine weiterhin gestreckt. Mit der nächsten Einatmung heben Sie den linken Arm und strecken ausatmend die Finger weit nach oben in die Luft (Bild 11). Schauen Sie zur linken Hand. Wenn Ihr Nacken verspannt, schauen Sie nach unten zum rechten Fuß. Die rechte Hand können Sie auf einen Holzklotz legen. Mit einer tiefen Einatmung schwingen Sie wieder hoch. Dann üben Sie zur anderen Seite. Ruhen Sie in *Tadasana* aus.

12.–14. *Utthita-Parsvakonasana.* Diese Haltung ist eine Erweiterung der Dreieckshaltung. Allerdings wird hier das vordere Bein nicht gestreckt, sondern gebeugt. Es bildet einen rechten Winkel zum Oberschenkel. Beugen

Sie also Ihr rechtes Bein (Bild 12) und legen Sie den rechten Ellenbogen auf das rechte Knie. Die linke Hand liegt am unteren Rücken, der Kopf ist zur linken Schulter gedreht. Strecken sie das hintere Bein kräftig durch, während Sie mit dem rechten Knie weiter nach vorn ziehen. Achten Sie darauf, daß das rechte Knie nicht nach innen wegdreht. Mit der nächsten Einatmung heben Sie den linken Arm (Bild 13). Ausatmend strecken Sie dann den linken Arm diagonal in den Raum. Wenn es nicht zu anstrengend ist, können Sie die rechte Hand auf einen Klotz legen (Bild 14). Rollen Sie den Kopf unter dem gestreckten Arm nach oben zur Decke. Mit einer Einatmung schwingen Sie hoch und üben dann die zweite Seite. Ausruhen können Sie wieder in *Tadasana.*

15.–17. *Virabhadrasana II.* Die zweite Kriegerstellung. Bei dieser Haltung geht es nicht um das Kämpfen, sondern eher um Mut und die innere Einstellung, die uns entspannt und gelassen stehen läßt. Drehen Sie Ihren rechten Fuß um neunzig Grad nach außen (Bild 15). Legen Sie beide Hände in die Hüften. Ziehen Sie Ihr Steißbein kräftig nach unten. Einatmend heben Sie den Brustkorb, ausatmend beugen Sie das rechte Bein (Bild 16). Halten Sie das hintere Bein gestreckt, und achten Sie darauf, daß das rechte Knie nicht nach innen dreht. Lassen Sie den Oberkörper aufgerichtet. Mit der nächsten Einatmung heben Sie beide Arme (Bild 17). Ausatmend ziehen Sie das rechte Knie weiter nach vorn. Halten Sie bitte auf gar keinen Fall den Atem an! Mit einer Einatmung schwingen Sie hoch und üben dann zur anderen Seite. Ausruhen können Sie wieder in *Tadasana*.

18.–20. *Uttanasana.* Vorwärtsbeuge im Stehen. Auch hier haben Sie drei Möglichkeiten zur Auswahl. Stellen Sie sich mit den Beinen hüftbreit auseinander vor eine Wand (Bild 18), die Außenkanten der Füße sind parallel. Lehnen Sie sich mit dem Gesäß an die Wand und beugen Sie sich mit einer Ausatmung aus den Hüften heraus nach vorn. Lassen Sie die Beine dabei gestreckt. Kopf, Schultern und Nacken bleiben völlig passiv. Wenn Ihr unterer Rücken schmerzt, können Sie die Beine auch etwas beugen (Bild 19) und die Hände gefaltet auf den unteren Rücken legen. Das wird ihn entlasten. In der klassischen Stellung (Bild 20) sind die Beine gestreckt, und die Hände umfassen die Fußgelenke. Mit einer Einatmung machen Sie Ihren Bauch ganz lang, mit der nächsten Ausatmung ziehen Sie den Kopf zu den Beinen. Wenn Sie diese Haltung einige Atemzüge lang geübt haben, gehen Sie mit den Händen nach vorn in die nächste Haltung.

21.–23. *Adho-Mukha-Svanasana.* Die Haltung des nach unten schauenden Hundes. Viele der Yogahaltungen haben Bezeichnungen aus dem Tier- oder Pflanzenreich. Dies ist eine solche Haltung. Wenn Sie aus *Uttanasana* (Bild 20) kommen, beugen Sie die Beine etwas an und gehen so weit Sie können auf die Zehenspitzen (Bild 21). Bitte beachten Sie, wie gut der Rücken auf dem Bild gestreckt ist. Genau auf diese Streckung kommt es an. Wenn Sie zudem auch noch die Beine strecken, wird Ihr Rücken wahrscheinlich wieder rund werden. Um das zu verhindern, legen Sie sich bitte eine zusammengerollte Decke oder zwei Holzklötze unter die Fersen (Bild 22). Erst wenn auch diese Haltung fest und bequem eingenommen werden kann, können Sie ohne Holzklötze üben (Bild 23). Kopf und Nacken sind während des ganzen Üungsablaufes entspannt. Nachdem Sie mit einer Ausatmung aus der Haltung gekommen sind, gehen Sie in die nächste.

24.–26. *Yoga-Mudra.* Sitzen Sie aufrecht auf den Fersen. Mit einer Ausatmung beugen Sie den Oberkörper aus den Hüften heraus nach vorn. Den Kopf legen Sie auf beide Fäuste, die Fersen bleiben auf dem Gesäß (Bild 24). Falls in dieser Haltung Ihr unterer Rücken schmerzt, legen Sie die Hände gefaltet darauf (Bild 25). Das wird

Ihren Rücken entlasten. Sie können auch die Knie etwas auseinandernehmen und die Arme nach vorn strecken. Der Kopf liegt dabei entspannt am Boden (Bild 26).

27. *Baddha-Konasana.* Der Schustersitz. Sitzen Sie aufrecht auf einer kleinen Unterlage. Legen Sie die Fußsohlen zusammen, die Fersen dicht am Damm. Greifen Sie mit beiden Händen Ihre gefalteten Füße. Mit einer Einatmung heben Sie den Brustkorb an, ausatmend lassen Sie Leisten und Knie entspannt fallen. Wenn Sie nicht aufrecht sitzen können, verwenden Sie als Hilfsmittel bitte ein Band, das Sie sich um die Füße legen.

28/29. *Dandasana.* Die Stabstellung. Auch hier gibt es wieder zwei Schwierigkeitsgrade. Üben Sie in dem für Sie richtigen. Sitzen Sie auf einem Holzklotz oder einer gefalteten Decke. Legen Sie Ihr Band um die Füße. Greifen Sie das Band. Einatmend heben Sie Ihren Brustkorb an. Ausatmend strecken Sie die Beine so, als würden Sie an der gegenüberliegenden Wand einen Fußabdruck machen wollen (Bild 28). Wenn Ihnen diese Haltung sehr leicht gelingt, dann sitzen Sie auf dem Boden (Bild 29). Die Hände stellen Sie neben Ihrem Gesäß auf, die Finger zeigen in Richtung Füße. Einatmend den Oberkörper anheben, ausatmend die Beine strecken. Bleiben Sie etwa zehn Atemzüge lang in dieser Stellung.

30/31. *Paschimottanasana.* Vorwärtsbeugen im Sitzen. Sitzen Sie aufrecht in *Dandasana* (Bild 29). Einatmend heben Sie Ihren Brustkorb an, ausatmend beugen Sie sich aus den Hüften heraus etwas nach vorn (Bild 30). Achten Sie darauf, daß Ihr Oberkörper nicht zusammensinkt. Warten Sie auf die nächste Einatmung und wiederholen Sie den Vorgang. Nach etwa zehn Atemzügen kommen Sie auf diese Weise mit dem Kopf Richtung Knie (Bild 31). Dort verweilen Sie noch einmal für zehn Atemzüge. Mit einer Einatmung kommen Sie hoch und legen sich in eine leichte Rückwärtsbeuge (Bild 32).

32.–35. Rückwärtsbeuge. Legen Sie sich auf zwei gefaltete Decken, und zwar so, daß die Deckenkanten genau unter Ihren Schulterblättern liegen. Dadurch wird der Brustkorb etwas angehoben (Bild 32). Die Arme lassen Sie entspannt angewinkelt über dem Kopf liegen. Wenn Ihr unterer Rücken schmerzt, können Sie die Füße auf einen Holzklotz oder eine gefaltete Decke legen.

Die nächste Stufe der Rückwärtsbeuge ist *Setu Bandha Sarvangasana*, die Schulterbrücke (Bild 33). Legen Sie sich auf den Rücken. Stellen Sie die Beine hüftbreit am Gesäß auf, die Außenkanten der Füße parallel zueinander. Mit der nächsten Einatmung heben Sie das Gesäß an. Achten Sie darauf, daß die Füße gleichmäßig belastet sind. Sie müssen bei dieser Haltung das Schambein nach oben zur Decke strecken. Lassen Sie Hände, Schultern und Gesicht entspannt. Bleiben Sie auch in dieser Haltung etwa zehn Atemzüge lang.

Wenn Ihnen die Schulterbrücke mühelos gelingt und Sie keine Probleme im unteren Rücken haben, können Sie *Urdhva Dhanurasana* (Brücke/Bogen) versuchen. Legen Sie hierzu zwei Holzklötze gegen die Wand. Legen Sie sich auf den Rücken. Stellen Sie Ihre Beine wieder hüftbreit am Gesäß auf. Achten Sie darauf, daß die Außenkanten der Füße parallel zueinander stehen. Legen Sie die Hände auf die Holzklötze. Die Finger weisen in Richtung Schultern. Einatmend heben Sie das Gesäß. Mit der nächsten Einatmung legen Sie den Kopf in den Nacken. Warten Sie auf die nächste Einatmung und strecken Sie beide Arme durch. Ausatmend legen Sie zunächst den Kopf, dann die Schultern und zum Schluß den ganzen Rücken am Boden ab. Lassen Sie die Beine einen Moment aufgestellt. Danach ziehen Sie beide Knie auf den Bauch und üben *Apanasana* (Bild 35). Es ist eine gute Ausgleichshaltung, die Sie im Atemfluß üben: Beim Ausatmen sind die Knie nahe am Bauch, beim Einatmen sind die Arme gestreckt.

36.–38. Drehhaltung. Auch hier habe ich Ihnen drei Möglichkeiten zur Auswahl gegeben. Die erste Haltung ist am einfachsten. Setzen Sie sich aufrecht auf einen Stuhl. Die Stuhllehne befindet sich auf Ihrer rechten Seite. Wenn die Oberschenkel keinen rechten Winkel mit den Waden bilden, dann legen Sie eine Unterlage unter Ihre Füße (Bild 36). Mit der nächsten Einatmung heben Sie den Oberkörper an, ausatmend drehen Sie den Oberkörper um die eigene Achse nach rechts. Die Hände können dabei die Drehung unterstützen. Auch Ihr Kopf ist nach rechts gedreht. Bleiben Sie zehn Atemzüge lang in der Haltung. Mit einer Einatmung kommen Sie zurück. Dann wechseln Sie die Seite. Wiederholen Sie diesen Durchgang ein zweites Mal.

Bharadvajasana. Die Ranke. Sitzen Sie im Fersensitz aufrecht am Boden. Setzen Sie sich rechts neben Ihre Oberschenkel auf ein Kissen. In der Ihnen gewohnten Weise drehen Sie wieder um die eigene Achse nach rechts. Die Hände wandern dabei rechts um den Körper. Auch diesen Durchgang auf der anderen Seite üben und dann noch einmal wiederholen (Bild 37).

Ardha-Matsyendrasana. Dies ist eine Variante des halben Drehsitzes. Sitzen Sie in *Dandasana* (Bild 29) aufrecht auf einer Unterlage. Stellen Sie nun das rechte Bein am Gesäß auf. Mit einer Einatmung richten Sie den Oberkörper auf und strecken den linken Arm in die Luft. Ausatmend drehen Sie wieder um die eigene Achse nach rechts. Den rechten Ellenbogen legen Sie dabei an die Außenkante des rechten Knies. Die linke Hand liegt dicht am Gesäß auf einem Holzklotz. Achten Sie darauf, daß Ihr Oberkörper aufgerichtet bleibt (Bild 38).

39.–42. *Sarvangasana.* Der Schulterstand. Diese Haltung sollten Sie nicht üben, wenn Sie Ihre Menstruation haben, unter Bluthochdruck leiden oder Schilddrüsenüberfunktion haben. Eine einfache Möglichkeit, um in den Schulterstand zu kommen, sehen Sie in Bild 39. Legen Sie zwei gefaltete Decken unter ihre Schultern.

Dadurch wird die Halswirbelsäule geschont. Sie ist sehr empfindlich, und Sie sollten Sie sehr aufmerksam behandeln. Jetzt gehen Sie mit beiden Füßen die Wand hoch, und zwar so, daß die Waden einen rechten Winkel zu den Oberschenkeln bilden. Mit den Händen stützen Sie sich im unteren Rücken ab. Bleiben Sie etwa zehn Minuten in dieser Haltung.

Auf Bild 40 sehen Sie, wie Sie den Schulterstand ohne das Hilfsmittel Wand üben können. Legen sie sich ein Band (etwa schulterbreit) um die Oberarme. So rutschen Ihre Schultern nicht auseinander, und Sie können sehr lange in der Haltung verweilen (bis zu einer halben Stunde). Die Knie liegen auf der Sitzfläche eines Stuhles. Mit den Händen können Sie nun Ihren Rücken in die richtige Streckung bringen. Dann strecken Sie beide Beine in die Luft (Bild 41). Wenn die Beine zu schwer werden, legen Sie die Knie zurück auf den Stuhl.

Es kann sein, daß Sie beim Üben der Umkehrhaltungen zunächst einen starken Druck im Kopf, besonders unter den Augen, verspüren. Das ist ganz normal und braucht Sie nicht zu beunruhigen. Sie müssen sich vorstellen, daß das ganze Blut erst einmal in den Kopf fließt. Es dauert nicht lange, und der Körper pumpt das Blut hoch in die Füße. Gerade im Fasten klagen viele Teilnehmer über kalte Füße. Diese Haltung ist ein ausgezeichnetes Gegenmittel. Sie wirkt außerdem sehr beruhigend und ausgleichend. Wenn Sie herauskommen, beugen Sie die Beine, machen das Band ab und rollen zurück auf den Rücken. Als Ausgleich können Sie *Yoga-Mudra* (Bild 42) oder die sanfte Rückwärtsbeuge (Bild 32) üben. Danach legen Sie sich in *Savasana* (Bild 43).

43. *Savasana.* Die Ruhehaltung. Das ist die Lieblingshaltung meiner Schüler. Obwohl sie zum Einschlafen verleitet, ist sie nicht zu verwechseln mit Schlafasana. *Savasana* ist eine Haltung, in der Sie ebenso bewußt sein sollten wie in den vorangegangenen. Legen Sie sich eine Decke oder ein Kissen unter den Kopf. Die Beine

liegen hüftbreit auseinander. Die Arme liegen entspannt neben dem Körper. Der Kopf ruht genau in der Mitte. Schließen Sie die Augen, und richten Sie Ihre ganze Aufmerksamkeit auf die Auflageflächen Ihrer Füße. Bitte die Füße nicht mehr bewegen. Gehen Sie mit Ihrer Aufmerksamkeit jetzt zu den Waden. Lassen Sie die Waden entspannt. Wie liegen Ihre Oberschenkel und Ihr Gesäß am Boden? Können Sie noch etwas mehr loslassen? Lassen Sie jetzt Ihren Bauch entspannt. Wie ist das Gefühl im unteren Rücken? Jetzt richten Sie die Aufmerksamkeit auf Ihren Brustkorb. Dann auf die Auflagefläche am mittleren Rücken. Lassen Sie Ihre Schultern entspannen. Aus den Schultern heraus dann die Arme, die Hände und die Finger. Nehmen Sie die Auflagefläche am Kopf wahr. Die Zunge entspannt. Die Lippen und der Mund werden ganz sanft. Wie ist das Gefühl in den Augen? Lassen Sie die Stirn ganz entspannt und bleiben Sie mit Ihrer ganzen Aufmerksamkeit bei Ihrem Atem. Beobachten Sie Ihren Atem! Nach etwa zehn Minuten bewegen Sie sanft Ihre Finger und Füße. Mit der nächsten Einatmung ziehen Sie die Knie auf den Bauch. Ausatmend rollen Sie sich auf die rechte Seite. Öffnen Sie dann die Augen und bleiben noch einen Moment mit geöffneten Augen liegen. Kommen Sie über die rechte Seite hoch zum Sitzen.

44. *Siddhasana.* Sitzen Sie in aufrechter Körperhaltung auf einer Unterlage. Die rechte Ferse liegt vor der linken. Üben Sie jetzt entweder *Nadi Sodana* (siehe Seite 115) oder machen Sie eine der Meditationen auf Seite 120. Bleiben Sie etwa zwanzig Minuten lang in der Stille.

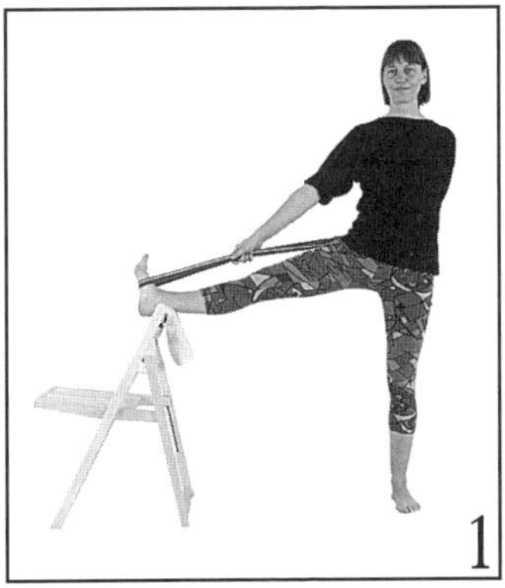
1

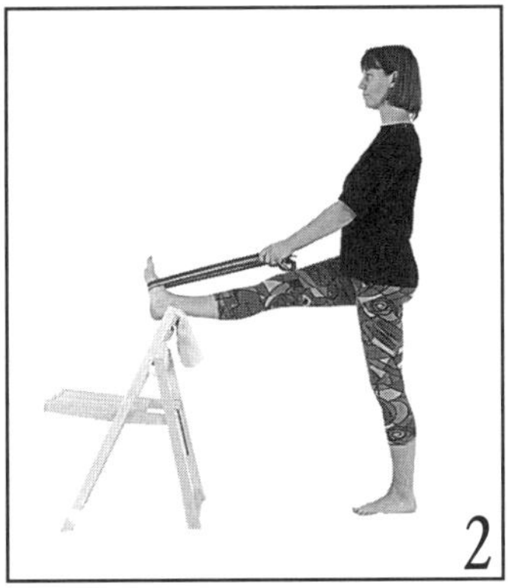
2

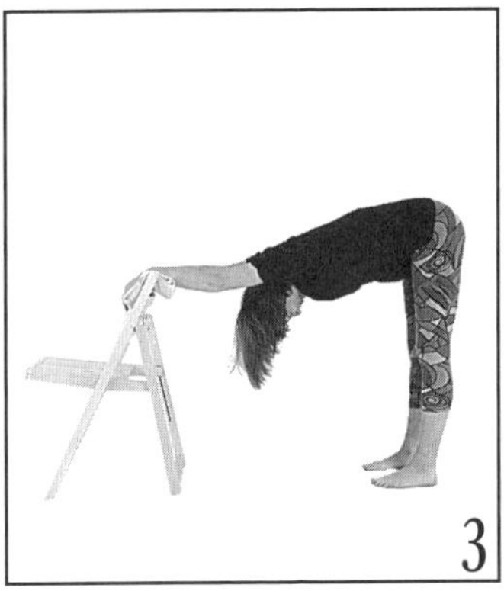
3

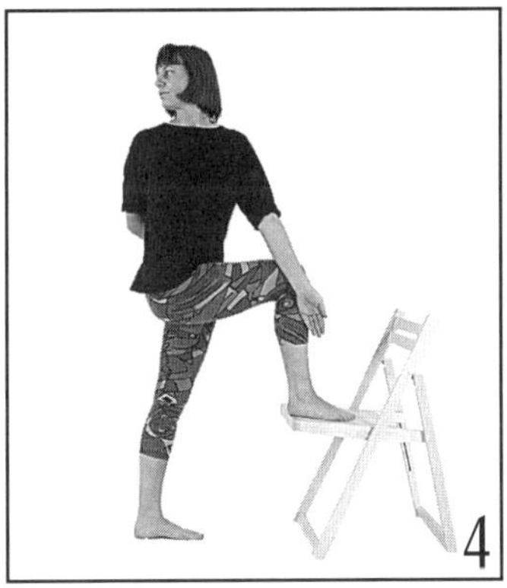
4

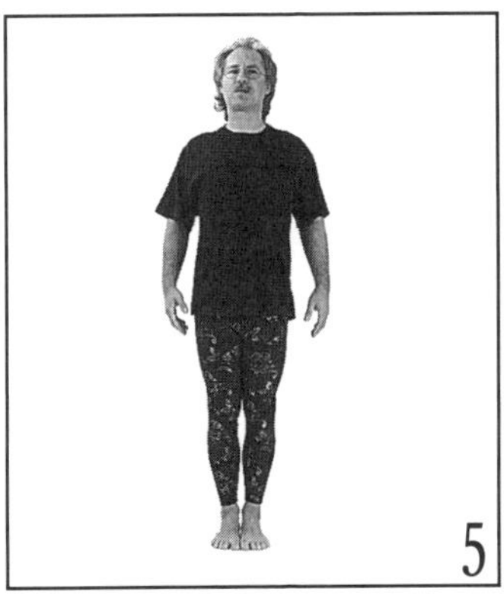
5

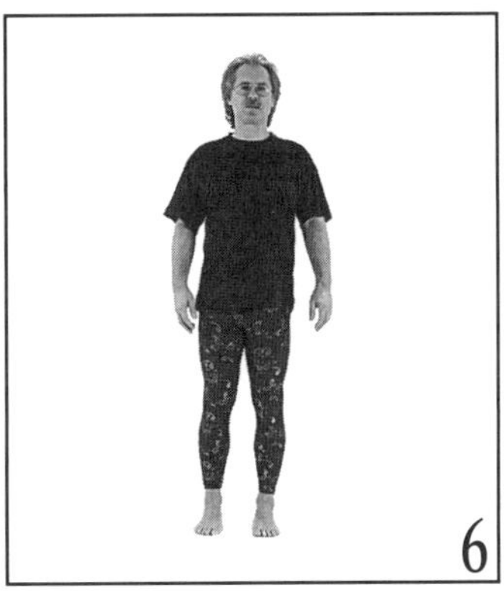
6

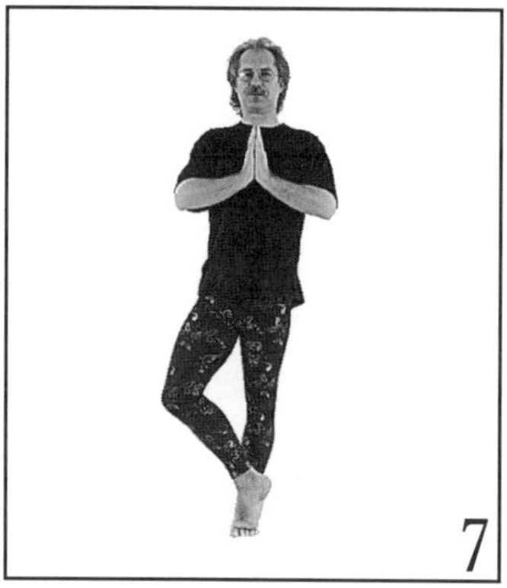

7

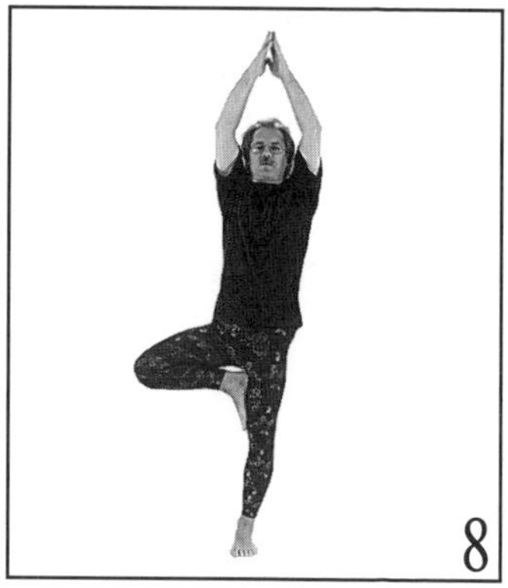

8

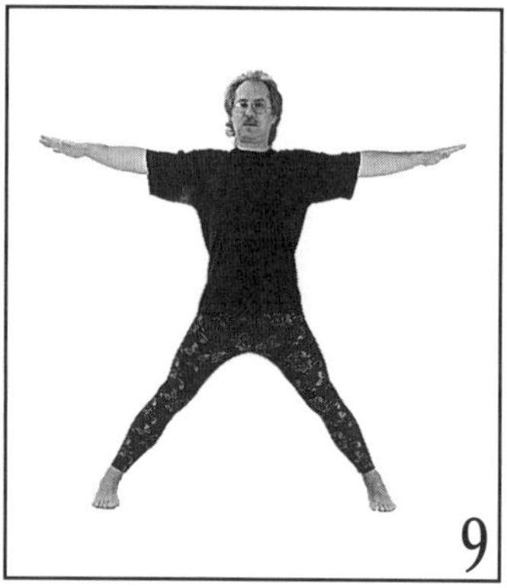

9

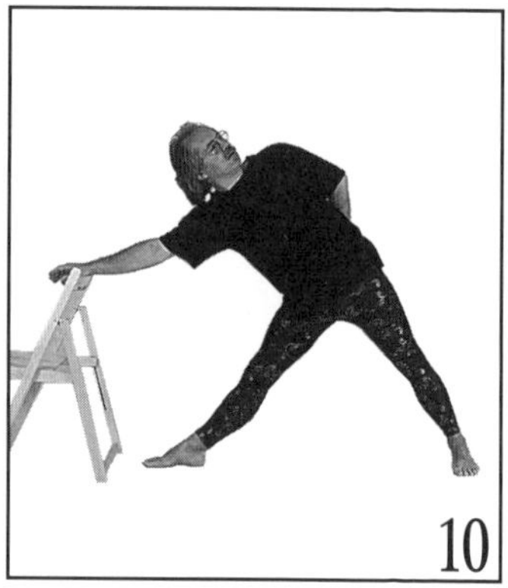

10

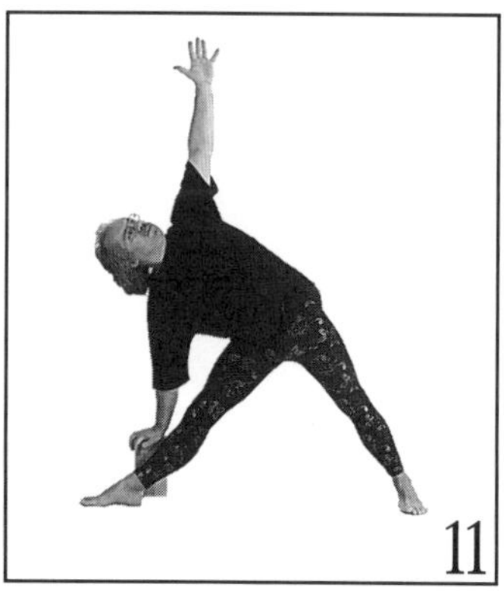

11

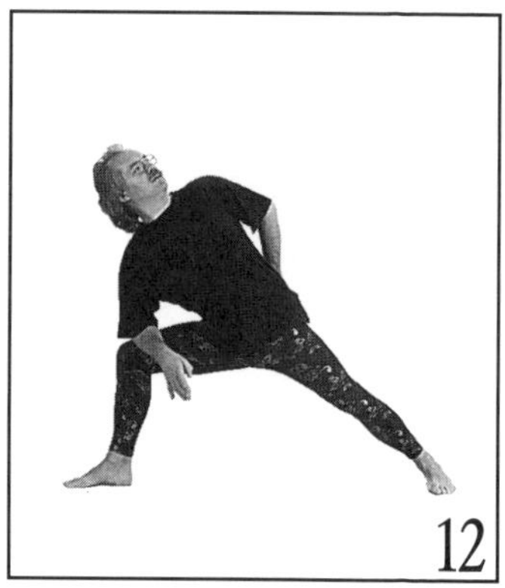

12

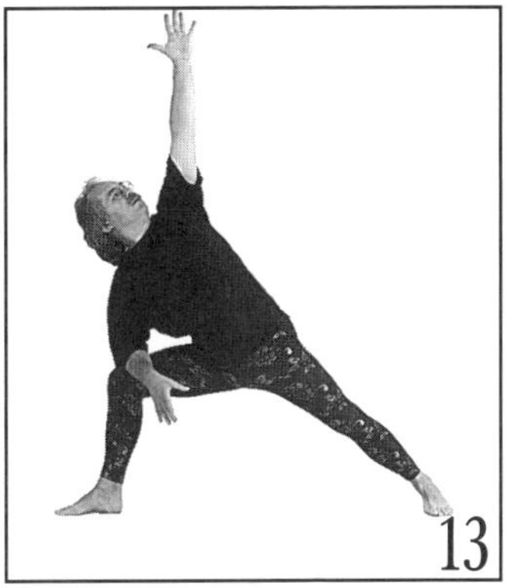
13

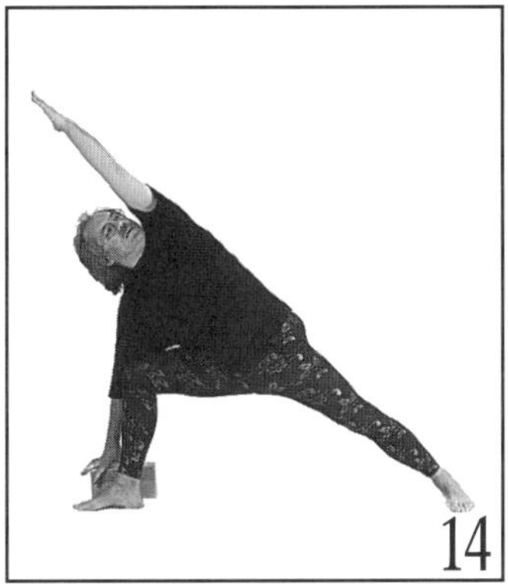
14

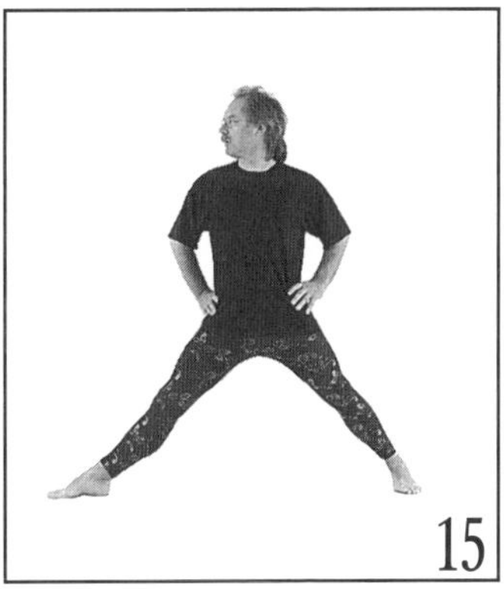
15

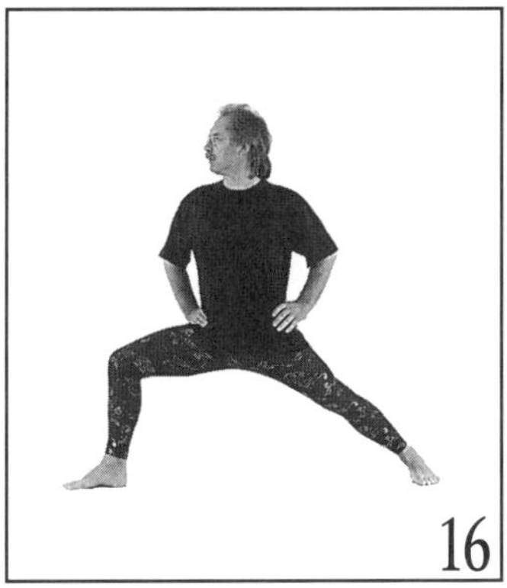
16

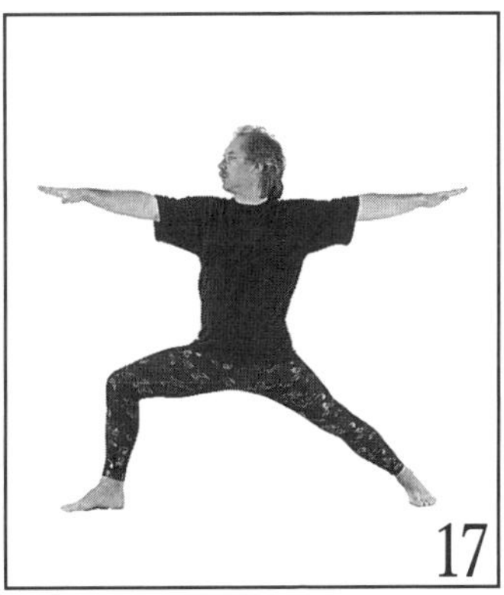
17

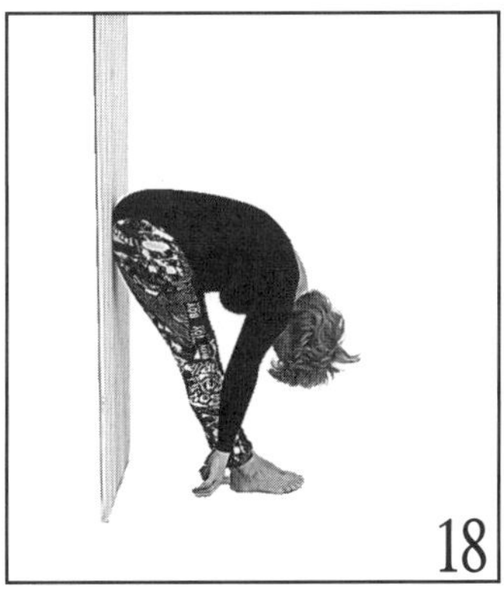
18

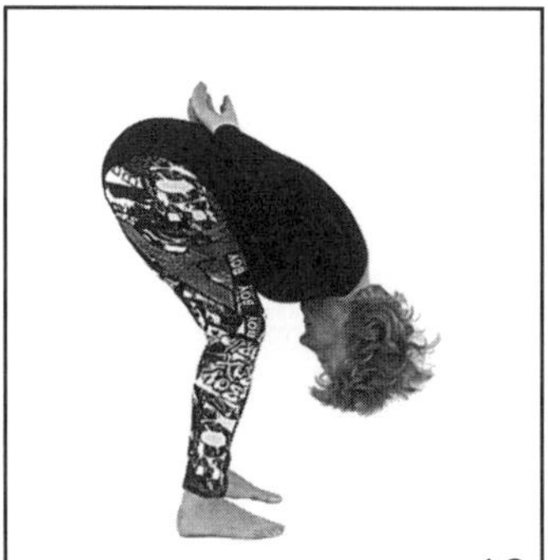
19

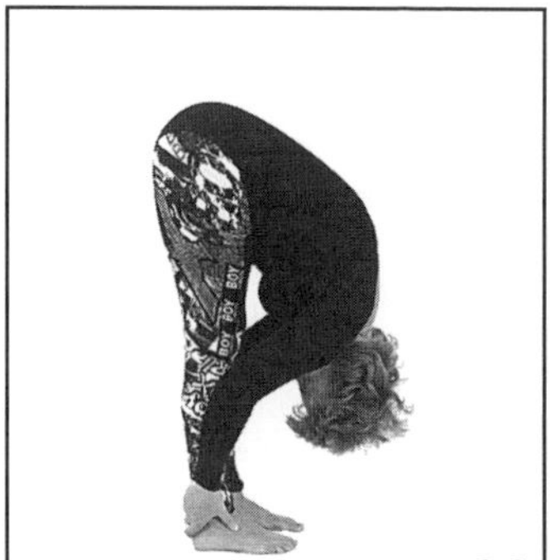
20

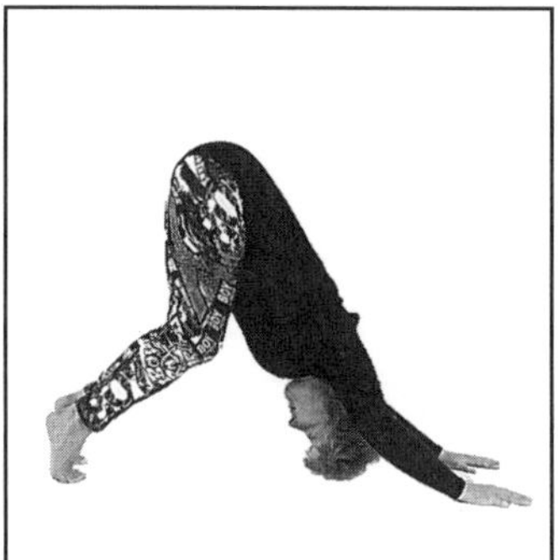
21

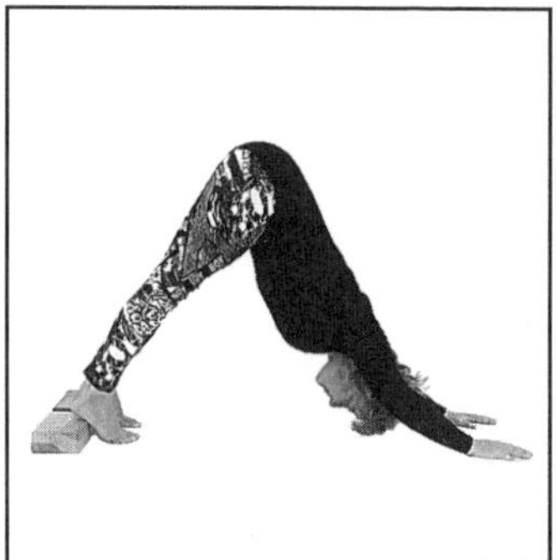
22

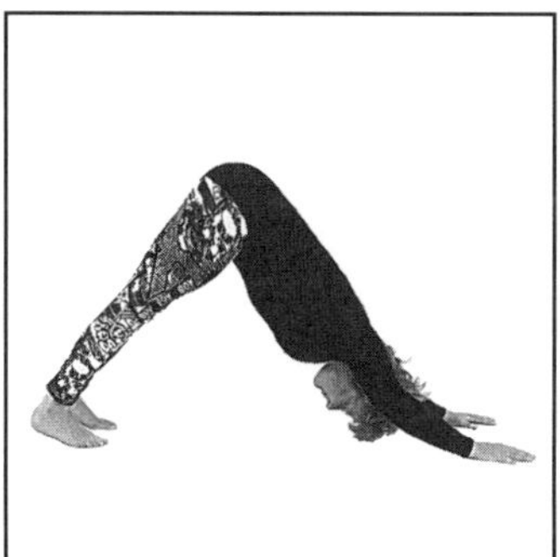
23

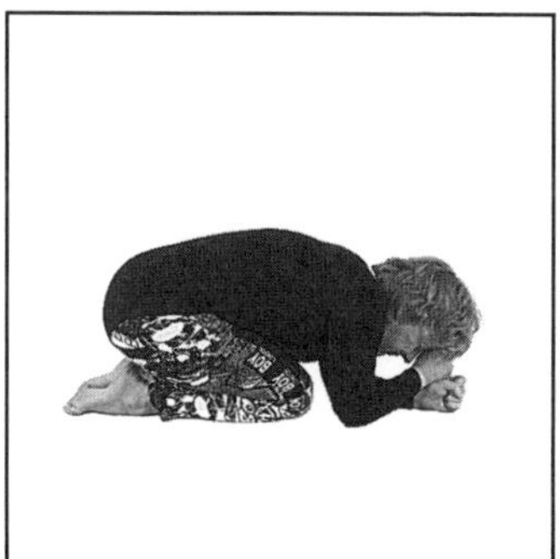
24

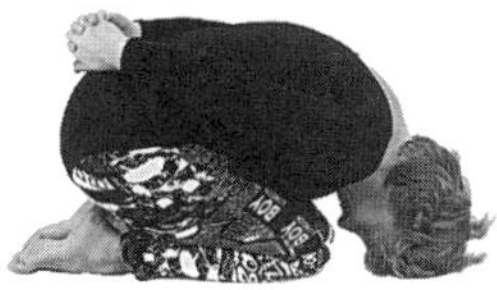

25

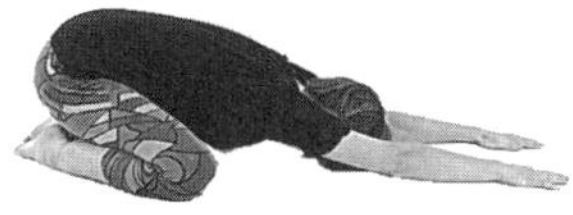

26

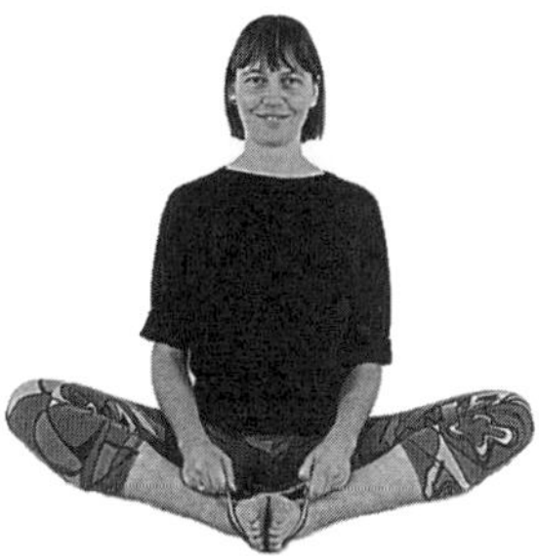

27

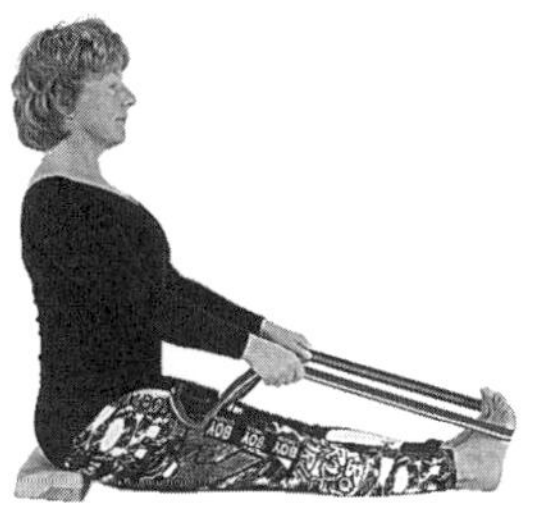

28

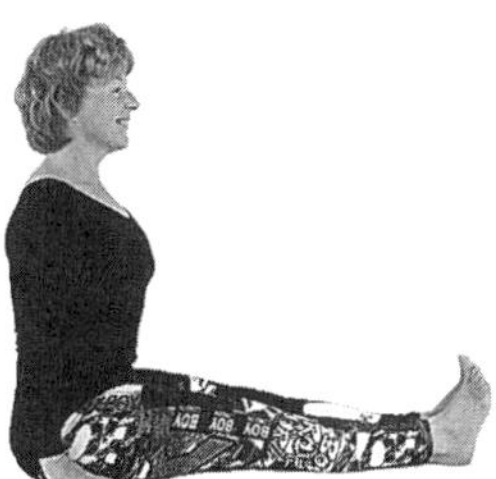

29

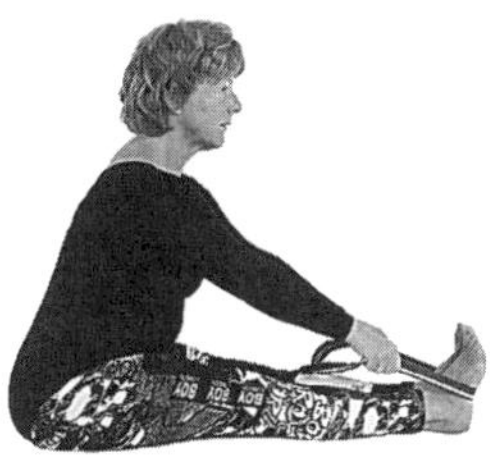

30

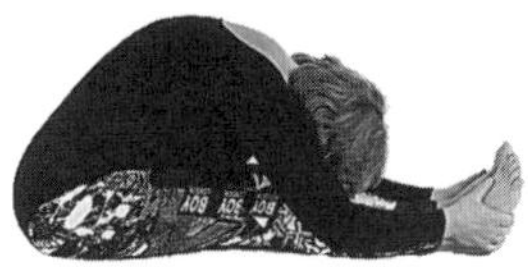
31

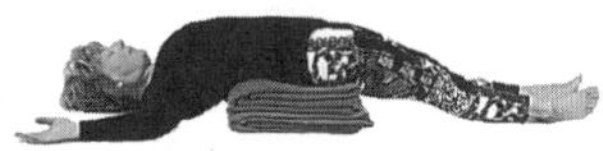
32

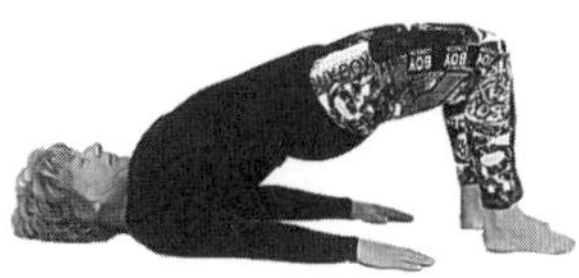
33

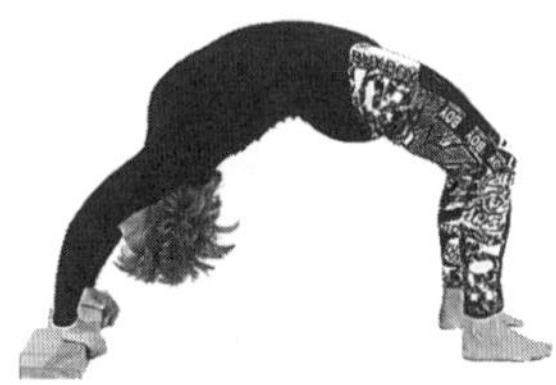
34

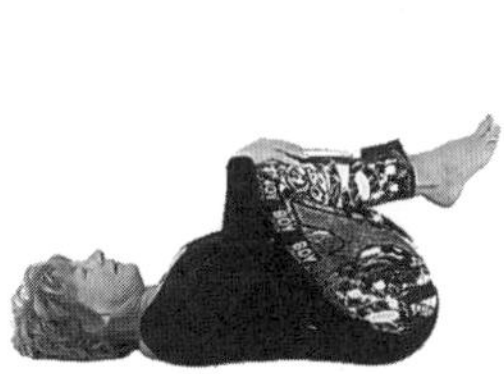
35

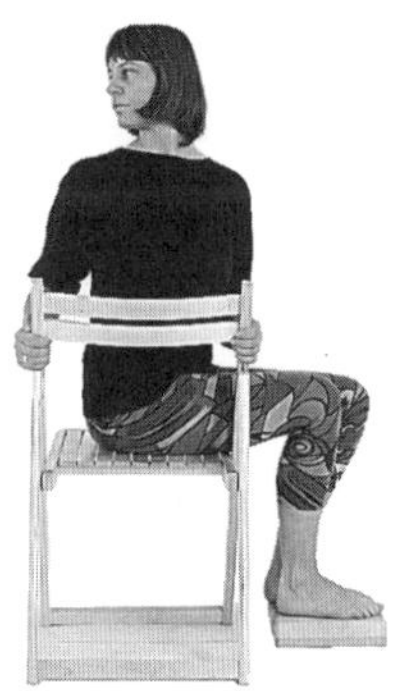
36

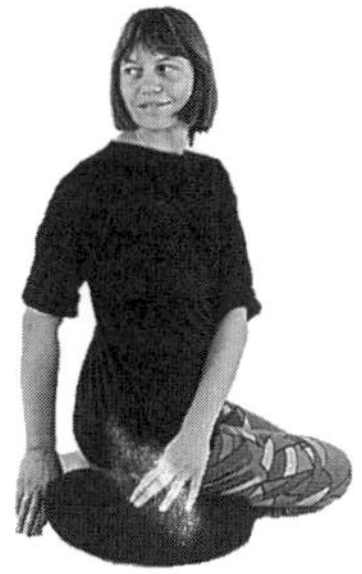

37

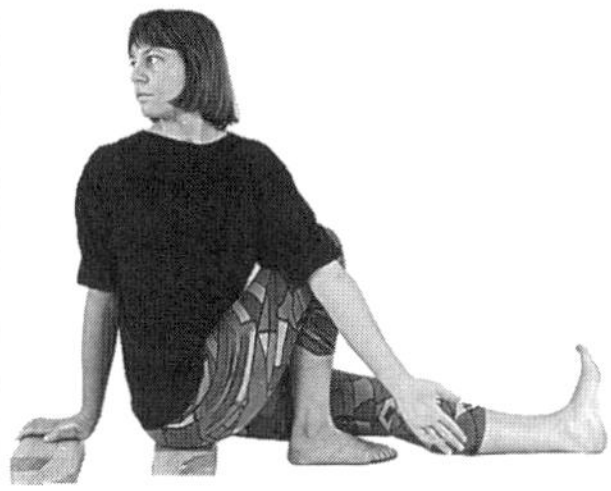

38

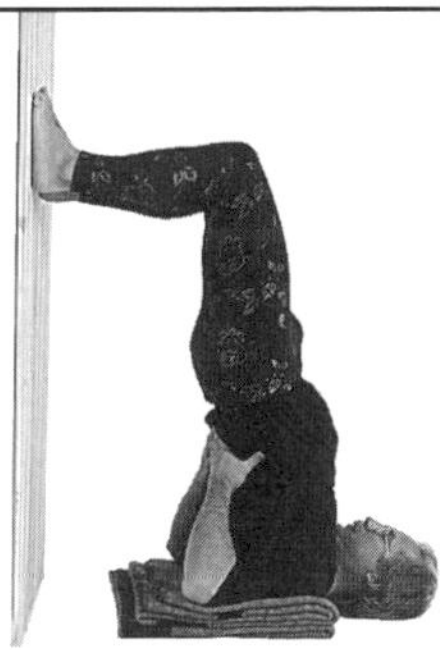

39

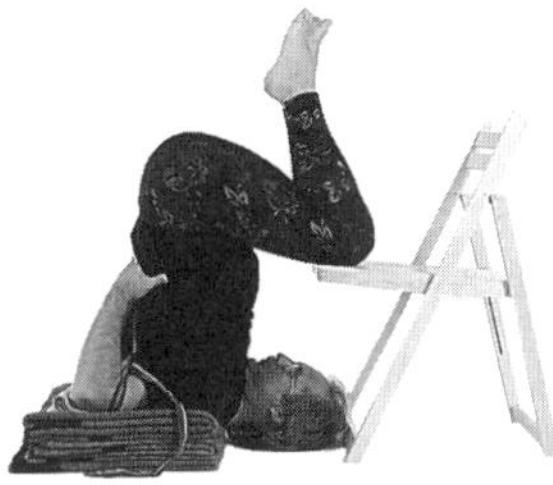

40

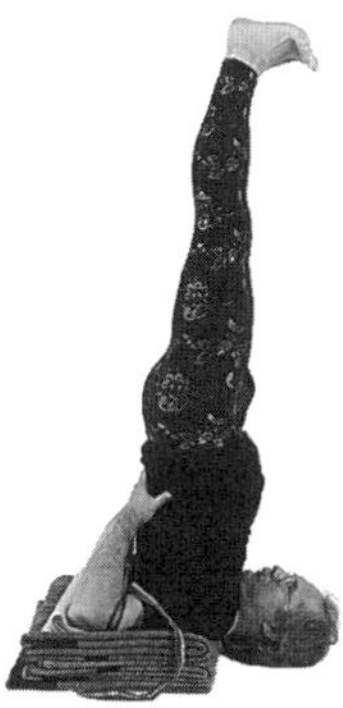

41

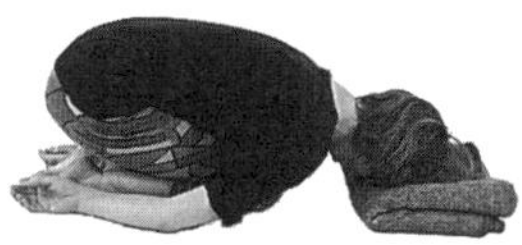

42

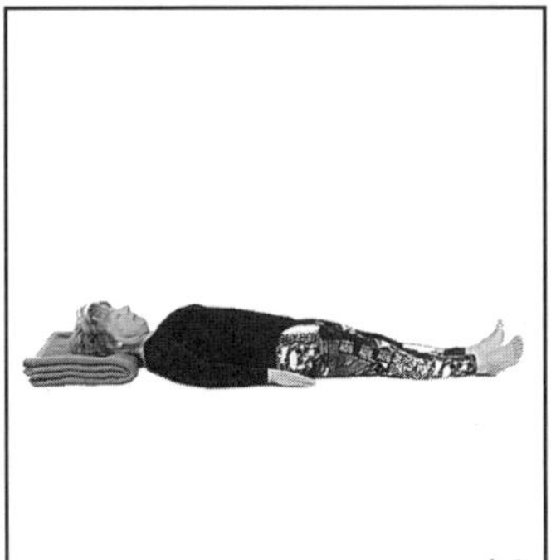

43

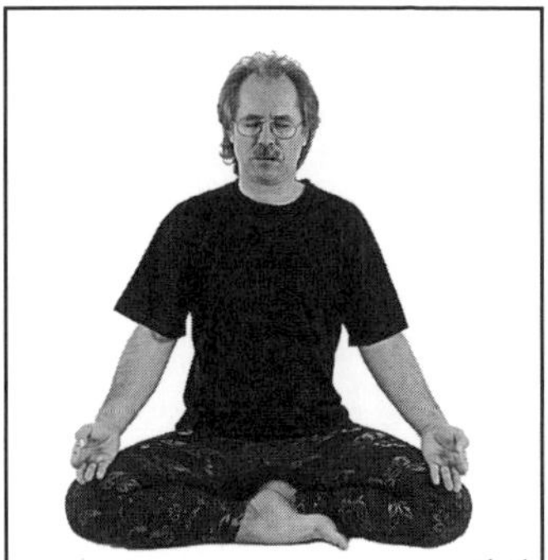

44

Pranayama

In der Reihenfolge der von Patanjali vorgegebenen Übungsweise folgt *Pranayama* nach den *Asanas*. Pranayama heißt »Lenkung der Lebensenergie«. Es vertieft die Wirkung der Asanas und bereitet Körper und Geist auf die Meditation vor. Obwohl Pranayama sehr häufig mit Atemübungen verglichen wird, handelt es sich hierbei um keine reinen Atemübungen. Der Atem ist lediglich Träger des Prana, und die Bewegung der Lungen, der Zwischenrippenmuskeln und des Zwerchfells sind die sichtbaren Zeichen, daß Prana im Körper vorhanden sein muß. Ein toter Körper hat kein Prana mehr.

Aus eigener Erfahrung kann ich sagen, daß Sie Pranayama nicht aus Büchern lernen sollten. Pranayama ist etwas sehr Subtiles und sollte nur unter der Aufsicht und der Anleitung eines erfahrenen Lehrers praktiziert werden. Insbesondere die Arbeit mit den *Kumbhakas* (Atemverhalten) und den *Bandhas* (Verschlüsse) bedarf einer längeren Vorbereitungszeit und ist nichts für Anfänger. Ich habe mich deswegen darauf beschränkt, Ihnen zwei Übungen zu erklären, die auf Pranayama vorbereiten. Diese beiden Übungen können Sie so lange praktizieren, bis Sie Ihren Yogalehrer gefunden haben. Er wird Ihnen dann helfen, Ihre Praxis zu vervollkommnen.

Kapalabhati ist ein Sat-Kriya (siehe Seite 30), das zur Vorbereitung auf Pranayama dient. Sie können es immer nach *Jala-Neti* üben, um die Nase nach der Reinigung trockenzulegen. Es wird Ihre Nasengänge öffnen und Ihren Kopf klar machen. Es ist nicht sinnvoll, Kapalabhati vor dem Schlafengehen zu üben.

Sitzen Sie aufrecht. Schließen Sie den Mund, und atmen Sie durch die Nase aus. Atmen Sie etwa Ihr halbes Atemvolumen ein. Jetzt atmen Sie stoßweise nur noch durch die Nase aus, etwa so, als wollten Sie einen Fremdkörper aus den Nasengängen ausstoßen. Die Betonung liegt dabei auf der Ausatmung. Kümmern Sie sich nicht um die Einatmung. Machen Sie zwölf Ausatemstöße, und warten Sie dann auf die Einatmung. Beobachten Sie, mit welcher Intensität die Einatmung einsetzt. Legen Sie sich in *Savasana.*

Sie können diese Übung mehrere Male wiederholen. Wenn ein Schwindelgefühl auftritt, lassen Sie die Augen geöffnet. Falls das Schwindelgefühl nicht vergeht, beenden Sie die Übung.

Achten Sie bei der stoßweisen Ausatmung auf Ihre Bauchdecke. Sie zieht nach innen in Richtung Wirbelsäule. Bei der Einatmung tritt der Bauch leicht hervor. Wenn Sie einen Tennisball auf den Boden werfen, kommt er durch die Wucht des Aufpralls wieder nach oben. So ist es auch mit der Bauchdecke bei Kapalabhati. Als Hilfe können Sie sich beide Hände auf den Bauch legen.

Nadi Sodana. Die Nasenwechselatmung. Nadi Sodana heißt »Die Reinigung der Nadis«. Die *Nadis* sind feinstoffliche Energiebahnen, die Prana transportieren. Es gibt drei Hauptnadis. *Ida* wird der linken Körperseite zugeordnet, die Eingangspforte liegt im linken Nasenloch. *Pingala* wird der rechten Körperseite und dem rechten Nasenloch zugeordnet. *Susummna* ist der dritte Hauptnadi. Er verläuft im Wirbelsäulenkanal. Wenn sie Nadi Sodana üben, reinigen Sie die Nadis, damit Prana fließen kann. Die Reinigung der Nadis ist die unabdingbare Voraussetzung für die Ausübung von Pranyama.

Schließen Sie Ihre rechte Hand. Strecken Sie den Daumen, den kleinen Finger und den Ringfinger aus. Mittel- und Zeigefinger bleiben in der Hand liegen. Bringen Sie die Hand zur Nase. Achten Sie darauf, daß der rechte Ellbogen nicht am Körper anliegt. Sitzen Sie aufrecht. Legen Sie den Daumen an das rechte Nasenloch, den Ringfinger und den kleinen Finger an das linke. Atmen Sie durch beide Nasengänge aus. Verschließen Sie dann mit dem Daumen das rechte Nasenloch und atmen Sie durch das linke ein. Nach der Einatmung verschließen Sie mit Ringfinger und kleinem Finger das linke Nasenloch. Rechts öffnen, ausatmen. Rechts einatmen und verschließen. Links ausatmen. Links einatmen, verschließen und wieder von vorn beginnen.

Üben Sie das Ganze zwölfmal. Beenden Sie die Übung, nachdem Sie durch das linke Nasenloch ausgeatmet haben. Danach legen Sie sich auf den Rücken in *Savasana.*

Meditation

Meditation ist das Gegenteil von Grübelei. Wenn Sie grübeln, ist Ihr Kopf voller Gedanken, und Ihr Geist beschäftigt sich entweder mit Situationen, die längst vorbei sind, oder aber mit Visionen, die weit in die Zukunft liegen und überhaupt keinen relevanten Bezug zur Gegenwart haben. Aber um die Gegenwart, um das Hier und Jetzt geht es uns im Fasten und im Yoga. Meditation ist noch eine Stufe weiter, denn in der Meditation herrscht wirklich Ruhe im Kopf. Es sind keine Gedanken mehr da. Vergangenheit, Gegenwart und Zukunft lösen sich in Nichts auf. In seinem zweiten Yoga-Sutra schreibt Patanjali: »Yoga ist jener innere Zustand, in dem die seelisch-geistigen Vorgänge zur Ruhe kommen.« *(Die Wurzeln des Yoga,* Teil I, Seite 21) Ich erinnere mich noch genau an meine erste Meditationsstunde. Natürlich mußte ich meine Beine genauso verknoten, wie es mein

Yogalehrer tat. Meine sechsjährige Tochter kann das mit spielender Leichtigkeit. Übersehen hatte ich dabei, daß ich weder die Elastizität eines sechsjährigen Kindes noch die zwanzigjährige Übungspraxis meines Yogalehrers hatte. Aber mein Ego war stärker, und so blieb ich mit schmerzenden Knien sitzen. Weil ich zu faul gewesen war, mir eine Sitzunterlage aus dem Nebenraum zu holen, konnte ich meinen Rücken nicht aufrichten. Unter dieser Anspannung verkrampfte meine Rücken- und Atemmuskulatur völlig. Einen freien Atemfluß konnte ich ebensowenig erfahren wie die oben angesprochene Gedankensstille. Den Mut, aus dieser unbequemen und schmerzhaften Haltung herauszukommen, hatte ich damals noch nicht. Schließlich blieben ja alle sitzen. Sollte ausgerechnet ich mir die Blöße geben, früher aufzuhören? Die zwanzig Minuten kamen mir wie eine Ewigkeit vor. Zu allem Übel hatte sich eine Stubenfliege meine Oberlippe als Landeplatz ausgesucht. Sie können sich denken, daß mein Geist alles andere als untätig war. Schmerzen in den Knien, blockierter Atem, verspannter Rücken und jetzt auch noch ein ständiger Niesreiz. Dann fing auch noch mein Fuß an einzuschlafen. Das war zuviel! Als ich total gefrustet mit schmerzverzerrtem Gesicht nach Hause humpelte, sagte meine Partnerin: »Du siehst aber schlecht aus. Probier's doch mal mit Yoga, dann geht es dir viel besser.«

Ich habe mir dann für meine Meditation einen Stuhl genommen, denn nirgendwo steht geschrieben, daß Stühle in der Meditation verboten sind. In der Zwischenzeit, ich glaube, es waren fünf Jahre, habe ich intensiv die Asanas geübt. Und siehe da, irgendwann brauchte ich keinen Stuhl mehr. Meine Sitzhaltung am Boden war bequem und schmerzfrei, und der Atem konnte ruhig fließen.

Auf dem folgenden Bild sehen Sie vier Sitzhaltungen, die ich gleich beschreiben werde. Wenn Sie keine dieser Haltungen für einen längeren Zeitraum bequem einnehmen können, dann setzen Sie sich aufrecht auf einen Stuhl. Wenn Sie auf dem Boden sitzen können, sollten Sie sich ein so dickes Polster unter das Gesäß legen, daß beide Knie den Boden berühren. So ergibt sich als Sitzfläche ein gleichschenkliges Dreieck mit den Endpunkten Steißbein, rechtes Knie und linkes Knie. Das ist ein gutes Fundament, und wenn dieses Fundament stimmt, werden Sie auch Oberkörper und Kopf aufrecht halten können.

● *Virasana.* Der Heldensitz (zweiter von links). Eine Beschreibung dieser Haltung finden Sie auf Seite 84, Bild 12.

● *Siddhasana* (ganz links). Eine Beschreibung dieser Haltung finden Sie auf Seite 106, Bild 44.

● *Ardha-Padmasana.* Der halbe Lotossitz (ganz rechts). Sitzen Sie aufrecht. Mit einer Ausatmung legen Sie den rechten Fuß auf den linken Oberschenkel. Bleiben Sie im rechten Knie entspannt. Achten Sie darauf, daß Sie bei Ihrem nächsten Meditationszyklus die Beine wechseln.

● *Padmasana.* Der Lotossitz (dritter von links). Setzen Sie sich in *Dandasana* (siehe Seite 102, Bild 29). Beugen Sie das rechte Bein und legen Sie den rechten Fuß auf den linken

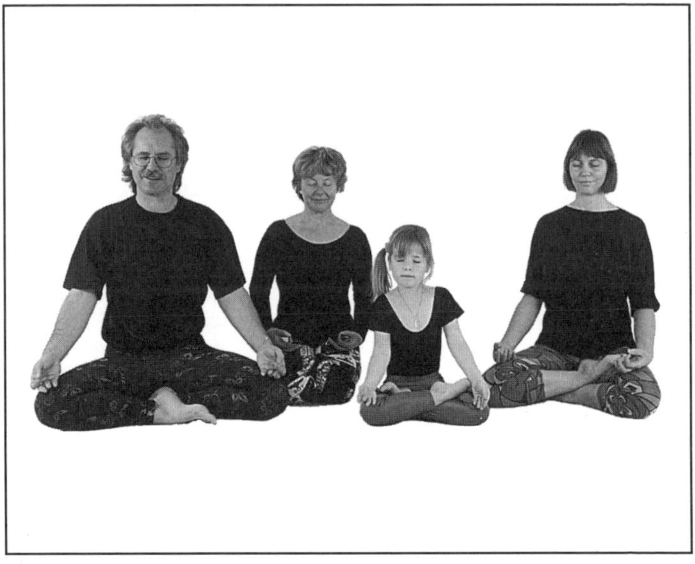

Oberschenkel. Dann beugen Sie das linke Bein und legen den linken Fuß mit beiden Händen über das rechte Bein. Die Sohlen der Füße sind nach oben gerichtet. Achten Sie darauf, daß Sie bei Ihrem nächsten Meditationszyklus die Beine wechseln.

Nachdem Sie sich für eine Sitzhaltung entschieden haben, schließen Sie die Augen und konzentrieren sich auf Ihr Steißbein. Nehmen Sie dort die Auflagefläche wahr. Können Sie das Kissen unter Ihrem Gesäß spüren? Wie ist Ihr Gefühl dort? Ziehen Sie jetzt in Gedanken eine Linie vom Steißbein zum rechten Knie – vom rechten Knie dann hinüber zum linken – von dort zurück zum Steißbein. Jetzt stellen Sie sich entlang Ihrer Wirbelsäule eine Perlenkette vor, deren unteres Ende an Ihrem Steißbein befestigt ist. Was geschieht, wenn Sie oben, an der ersten Perle ziehen?

Richtig, der Abstand zwischen den Perlen wird größer. Hebt sich ihr Brustkorb dabei etwas an? Wie ist es mit den Schultern? Ziehen Sie sie bitte nicht hoch. Strecken Sie Ihren Nacken nach hinten und nach oben. Gibt es irgendeinen Grund, warum Sie jetzt die Zähne aufeinanderbeißen? Lassen Sie den Mund etwas geöffnet. Legen Sie die Zunge so um die Zähne, daß die Zungenspitze über der oberen Zahnreihe den Gaumen berührt. Halten Sie die Augen entspannt. Legen Sie die Hände mit den Handflächen nach oben auf die Oberschenkel. Daumen und Zeigefinger berühren sich. Was geschieht mit den Schultern und mit dem Brustkorb, wenn die Hände mit den Innenflächen nach unten liegen? Also zurück. Voilà, das ist eine perfekte Haltung. Bitte verändern Sie sie nicht mehr. Eingeschlafene Füße werden später wieder wach, und falls eine Fliege Sie stören sollte, sagen Sie: »Guten Tag, liebe Fliege. Ich freue mich, daß es dir auf meiner Oberlippe gefällt. Aber such dir bitte einen anderen Landeplatz. Ich meditiere und möchte nicht gestört werden.«

Vielleicht wird es Ihnen jetzt wie einer Mutter gehen, die sich zur Ruhe gelegt hat. In diesem Augenblick kommen alle

Kinder und wollen etwas von ihr. So kann es Ihnen mit Ihren Gedanken gehen. Tausend Dinge, die Sie erledigen wollten, fallen Ihnen ein, mindestens ebensoviele Küchenrezepte, oder Sie fragen sich ganz einfach: »Was mache ich hier überhaupt?«

Beginnen wir mit einer ganz einfachen Übung, um Ihre Gedanken zu überlisten: Beobachten Sie genau den Punkt, an dem Ihr Atem in den Körper strömt. Das kann der leicht geöffnete Mund, aber auch die Nase sein. Ist vielleicht eines Ihrer Nasenlöcher durchlässiger als das andere? Spüren Sie genau hin. Verfolgen Sie den Weg, den Ihr Atem am Herzen vorbei bis in den Bauch hinein nimmt. Wölbt sich der Bauch beim Einatmen etwas vor? Auch wenn Sie schon mehrere Tage gefastet haben, kann der Bauch noch gut hervortreten. Bleiben Sie einen Moment mit Ihrer Aufmerksamkeit im Bauchraum. Nehmen Sie auch den Augenblick wahr, in dem der Atem seinen Rückweg antritt. Können Sie ihn wirklich loslassen? Wie ist Ihr Gefühl im Bauch jetzt? Tritt der Atem an genau der Stelle aus dem Körper, an der er eingetreten ist? Bleiben Sie die nächsten Minuten bei dieser Übung. Vielleicht wird Ihre Atmung dadurch eine andere Qualität bekommen. Noch ein Tip, beschäftigen Sie sich sehr liebevoll mit dem Atem, Sie wissen doch, wie ein Musiker, der sein Instrument stimmt. Nach einigen Minuten können Sie etwas tiefer atmen und dann die Augen öffnen.

Wenn Ihnen diese Übung gefallen hat, können Sie noch eine zweite machen: Zählen Sie Ihre Atemzüge. Atmen Sie erst ein und dann vollständig aus – eins. Dann wieder einatmen, ausatmen – zwei – und so weiter. Zählen Sie auf diese Weise bis zehn und fangen Sie dann wieder bei eins an. Wenn jetzt ein Gedanke kommt und Sie sich verzählen, beginnen Sie wieder bei eins. Versuchen Sie, auf diese Weise bis zehn durchzuzählen. Wenn Sie feststellen, daß Sie schon bei siebzehn angekommen sind, fangen Sie ebenfalls wieder bei eins an.

Auf diese Weise können Sie mit der Zeit Herr über Ihre Gedanken werden, und irgendwann ist die Stille vollkommen. Dann können Sie auch auf das Zählen verzichten, denn dann gleicht Ihr Denken einem See, der keine Wellen mehr schlägt, und Sie können bis auf seinen Grund schauen. Patanjali drückt das so aus: »Dann ruht der Sehende in seiner Wesensidentität.« *(Die Wurzeln des Yoga,* Teil I, Seite 21, Sutra 3)

Seien Sie aber bitte nicht enttäuscht, wenn diese Gedankenstille nicht sofort eintritt. Denken Sie daran, daß jede Reise mit einem ersten Schritt beginnt. Wer soll diesen Schritt wohl tun? Beginnen Sie »jetzt«, Ihr Leben zu leben. Bauen Sie die Yoga- und Meditationspraxis in Ihr tägliches Leben ein. Irgendwann einmal werden Sie bemerken, daß Sie den Rest des Tages viel bewußter, klarer und wacher wahrnehmen. Der Weg dorthin ist nicht leicht, aber er lohnt sich! Von nichts kommt nichts! Es ist wie mit unserem Musiker. Wenn er seine Partituren nicht übt, wird er auch keine Melodie spielen können. Und wer wenig übt, wird immer bei den Tonleitern bleiben. Die Meister werden die großen Konzerte spielen. Ich schreibe dies, weil ich um die Mühe des täglichen Übens weiß. Und ich weiß auch, wie schwierig es ist, diese tägliche Übungspraxis über Monate und Jahre hinweg beizubehalten, nicht nachzulassen, Rückschläge einzustecken und wieder von vorn zu beginnen. Mit Ausdauer und Fleiß. Jetzt im Fasten haben Sie die einmalige Gelegenheit, einen Anfang zu machen. Behalten Sie Ihren guten Vorsatz nicht nur die nächsten Wochen und Monate bei. Versuchen Sie vorwärts zu gehen!

Mein Yogalehrer erzählte uns einmal folgende Geschichte:

Ein Schüler fragte seinen Meister, wie er zur Erleuchtung kommen könne. Da sagte der Meister: »Geh in die Berge und meditiere. Damit du nicht so frierst, gebe ich dir meinen Mantel mit.« Der Schüler ging in die Berge, setzte sich an eine einsame Stelle und fing an zu meditieren. Aber seine Meditation dauerte nicht lange. Der Mantel wurde ständig von Ungeziefer angeknabbert. Mäuse und Ratten trieben ihr Unwesen mit ihm. Also beschloß der Schüler, zurück ins Tal zu gehen und sich eine Katze zu holen. Nun hätte er Ruhe, dachte er. Aber die Katze hatte Hunger, und so ging er wieder ins Tal, um sich Milch zu besorgen. Das mußte er nun regelmäßig machen und noch regelmäßiger, als die Katze Junge bekam.

Die Dorfbewohner hatten Mitleid mit dem Ärmsten, und so entschlossen sie sich, ihm eine Kuh zu schenken. Jetzt hatte der Mann für seine Katzen Milch. Aber die Kuh mußte gepflegt werden, und so beschloß der Mann, ein Ehepaar einzustellen. Das Ehepaar aber konnte nicht ohne ein Dach über dem Kopf leben, und so baute er ein Haus. Dann einen Stall, denn auch die Kuh bekam Nachwuchs. Dieser brauchte größere Weideflächen. Und die Weideflächen konnte ein Ehepaar allein nicht bewirtschaften. Also stellte er weitere Leute ein, die wiederum neue Häuser haben mußten.

Eines Tages saß unser Mann gerade in seinem Büro am Telefon und telefonierte mit seiner Zweigniederlassung. Der Computer druckte die aktuelle Umsatzstatistik aus. Da klopfte es an der Tür. Herein kam sein Meister. Etwas verdutzt fragte dieser: »Ich hatte dir meinen Mantel gegeben und dir aufgetragen, in die Berge zu gehen, um zu meditieren. Was ist geschehen?«

Dem Schüler fehlten die Worte. Er konnte auf die Frage seines Meisters keine Antwort geben.

Es wird immer tausend Dinge geben, die wichtiger sind, als die Fortentwicklung Ihrer Yoga- und Meditationspraxis. Allzuoft kommen Sie von Ihrem Vorsatz, von Ihrer Bestimmung, von Ihrem Weg ab. Und ehe Sie sich versehen, verlieren Sie die zunächst gewonnene Klarheit und gehen, ohne es zu merken, einen ganz anderen Weg.

Wenn Sie sich entschließen, den Weg zum eigenen Selbst zu gehen, dann verlieren Sie niemals Ihr eigenes Ziel aus den Augen. Die Zeit, die Sie hier auf dieser Erde haben, ist zu kurz, um sie mit Nichtigkeiten zu vertrödeln. Ich wünsche Ihnen, daß Sie die Gabe haben werden, das Wesentliche vom Unwesentlichen zu trennen und konsequent Ihren Weg zur eigenen Wesensidentität zu gehen.

Verwandlung

Indem wir fasten und Yoga üben, verwandeln wir den Zustand der Zerstreuung und Disharmonie in einen Zustand der Harmonie und Ausgeglichenheit. Diese Verwandlung geht sehr langsam vonstatten. Wir können sie nicht machen. Wir können ihr nur die Möglichkeit geben zu entstehen. Der Zustand der Harmonie wird jedoch eine tiefe Verwandlung in uns bewirken. Nichts wird mehr so sein wie früher. Alles kann sich verändern. Ist dieser Verwandlungsprozeß erst einmal in Gang gekommen, läßt er sich schwerlich anhalten und schon gar nicht umkehren. Es ist wie bei einem großen Schwungrad. Es in Gang zu setzen, kostet sehr viel Kraft. Ist es jedoch einmal in Schwung, dann dreht es sich von ganz allein, ohne jegliches Zutun.

Ich möchte an dieser Stelle aber auch nicht verschweigen, daß eine Verwandlung häufig mit Schmerzen verbunden ist. Ich meine keine körperlichen, sondern seelische Schmerzen. Damit das Neue entstehen kann, muß das Alte sterben. Würde eine Raupe jemals zum Schmetterling werden, wenn sie ihre alte Hülle nicht zurückließe? Viele Menschen haben Angst vor diesem Neuen. Sie wollen das Alte festhalten, und je stärker sie klammern und festhalten, desto schwerer wird die Geburt.

Im Fasten werden Sie sich selbst vollkommen neu kennenlernen. Ein sauberer Körper, klare Gedanken und eine geläuterte Seele sind der Lohn für Ihre Mühe. Sie haben sich verändert, verwandelt – körperlich, geistig und seelisch. Die körperliche Veränderung zeigt sich in glänzenden Augen und einem klaren Blick. Ich habe diese Augen nur bei Fastenden und Verliebten gesehen. Selbst meditierende Menschen haben längst nicht diese Helligkeit in den Augen. Es kann auch sein, daß Ihre Haut einen ganz zarten Teint bekommt, sehr sanft und fein. Der Magen und der Darm werden sauber sein, und sicherlich werden Sie feststellen, daß Sie nach dem Fasten keine Probleme mit dem Stuhlgang mehr haben. Geruchs-, Geschmacks- und Hörsinn werden sich verbessert haben. Sie werden beispielsweise Geräusche viel intensiver wahrnehmen. Die Aussprache wird klarer und das Sprechen feiner. Ihre Haare werden vielleicht anfangen zu glänzen, und Ihre Haut wird nach dem Fasten rein und sauber sein. Ihr Schlaf wird tiefer und Ihre Traumphasen intensiver. Durch die Yogaarbeit werden Ihre Muskeln, Bänder und Gelenke eine totale Veränderung erfahren haben. Bei meinen Kursteilnehmern habe ich festgestellt, daß sie am Ende eines Fastenseminars um ein bis zwei Zentimeter größer waren als vorher. Ich führe das auf die Arbeit an der Aufrichtung der Wirbelsäule zurück. Es ist wirklich eine Freude zu sehen, wie aus gebeugten Menschen aufrechte, lebensbejahende Individuen werden.

Eine emotional-geistige Verwandlung wird bei fast allen Fastenden schon nach wenigen Tagen sichtbar. Ich habe selten Gruppen erlebt, die so fröhlich zusammensaßen und über ihre Erfahrungen gesprochen haben – ein herzliches Miteinander gegen den Rest der Welt. Die Gruppengespräche waren voll von positiven Zukunftsvisionen. Der ganze emotionale Müll der vergangenen Jahre wurde plötzlich hinausgeworfen. Eine solche Verwandlung gibt den Menschen die Kraft, Ihr Leben neu zu gestalten.

Die seelische Verwandlung setzt langsam und sehr behutsam ein. Sie hat zu tun mit der Frage nach dem Sinn des Lebens, mit der Frage nach dem Woher und Wohin. Es ist die Verwandlung zu mehr (Mit)Menschlichkeit, zu einer Achtung vor dem Leben und zur Bewußtwerdung der Kostbarkeit eines jeden gelebten Moments. Es ist der Wunsch und die Freude zu leben und zu lieben, die Sehnsucht nach Gott und der Wunsch, anderen Menschen zu helfen und sie glücklich zu machen. Können Sie sich ein schöneres Geschenk vorstellen?

Auf diese Weise körperlich, geistig und seelisch verwandelt gehen Sie jetzt in Ihren Alltag zurück, in Ihre Familie, zu Ihren Freunden, an Ihre Arbeitsstelle. Und langsam beginnt der Samen der Verwandlung auf allen Ebenen zu wachsen. Vielleicht werden Sie jetzt Ihre Familie ganz anders wahrnehmen? Oder Ihr Freundeskreis wird sich verändern. Oftmals entstehen im Fasten auch neue, berufliche Perspektiven, die jetzt danach trachten, umgesetzt zu werden. Was hätte Fasten und Yoga wohl für einen Sinn, wenn wir das, was wir dort gewonnen haben, nicht in unser soziales Umfeld einfügen könnten? Und in dem Maß, in dem Sie sich verändert haben, wird sich auch Ihre Umgebung verändern. Das sollten Sie unbedingt wissen, wenn Sie sich auf das Fasten einlassen.

Das Fastenbrechen

Geschafft! Herzlichen Glückwunsch. Was Sie da vollbracht haben, ist schon eine stolze Leistung. Es zeugt davon, daß Sie einen starken Willen und Durchhaltevermögen haben. Und genau diese beiden Eigenschaften brauchen Sie jetzt für den schwierigsten, gefährlichsten und wichtigsten Teil des Fastens. Behalten Sie Ihre Durchhaltekraft noch einige Tage lang bei. Beibehalten sollten Sie auch Ihre tägliche Yogastunde. Hören Sie jetzt bitte nicht auf, die Asanas zu üben. Das wäre so, als wären Sie zehn Schritte nach vorn gegangen, um dann wieder zwanzig rückwärts zu gehen. Yoga zu üben verlangt genausoviel Konsequenz wie richtig wieder anfangen zu essen. Wenn Sie das eine können, wird Ihnen auch das andere gelingen. Vielleicht schaffen Sie es ja sogar, Ihre Yogapraxis bis zum nächsten Fasten beizubehalten. Das macht die Sache um einiges leichter.

Viele Menschen denken, daß sie nach dem Fasten sofort weiteressen können wie vorher. Das ist ein fataler Irrtum. Ihr Körper hat über einen langen Zeitraum auf Sparflamme gelebt. Er mußte mit sehr wenig auskommen. Das, was er bekam, hat er optimal ausgewertet. Das ist der Prozeß, der im Körper abläuft, wenn er von außen keine feste Nahrung bekommt und von seinen Fettdepots leben muß. Dieser Prozeß geht auch nach dem Fasten noch einige Zeit weiter. Können Sie sich vorstellen, daß der Körper völlig durcheinandergerät, wenn er jetzt sofort wieder mit einer Fülle von Nahrung bombardiert wird? Merken Sie sich daher die wichtige Faustregel: »Soviel Aufbautage wie Fastentage.« Wenn Sie sich daran halten, können Sie nichts verkehrt machen, und das Fasten wird sich als Segen für Sie erweisen. Wenn Sie also fünf Tage lang gefastet haben, brauchen Sie fünf Aufbautage und können am sechsten Tag wieder ganz normal essen wie vor dem Fasten.

Die Aufbautage sind auch die Tage, in denen Sie am anfälligsten für Krankheiten jeglicher Art sind. Wenn Sie Ihren Magen und Ihren Kreislauf mit zuviel Nahrung überlasten, werden nicht nur Ihre verlorenen Pfunde sehr schnell wieder da sein, es kann auch zu depressiven Mißstimmungen und zu Krankheiten kommen. Ein üppiges Mahl, ein Glas Alkohol, eine Zigarette, ein Stück Schokolade oder eine Tasse Kaffee können die Arbeit der vergangenen Tage mit einem Schlag zunichte machen. Bleiben sie noch eine Weile bei Wasser und Kräutertee. Sie haben doch im Fasten gemerkt, daß ein Glas Mineralwasser auch sättigen kann. Glauben Sie wirklich, daß sich daran jetzt etwas geändert hat? Lassen Sie sich auch nicht von guten Freunden verleiten. Ich habe oftmals den Satz gehört: »Jetzt kannst du doch wieder.« Denken Sie daran, daß dieser Freund nicht gefastet hat und gar nicht nachfühlen kann, was in dieser Zeit mit Ihnen passiert ist. Und es ist auch nicht sein Körper, dem er da Gewalt antut, sondern Ihrer. Gehen Sie in den Aufbautagen konsequent und behutsam mit sich um. Denken Sie an die Geschichte von dem alten Mann und seiner Geige. Hätte er beim Stimmen seines Instrumentes eine Saite überdehnt, dann wäre sie gerissen. Genau das passiert, wenn Sie jetzt nicht auf sich achtgeben.

Geben Sie Ihrem Körper nur wertvolle Nahrung in ganz kleinen Mengen, und meiden Sie weiterhin Genußmittel. Stimmen Sie Ihre Saiten sehr vorsichtig, mit sehr viel Geduld, Zeit und Liebe. Damit schließen Sie das Fasten vernünftig ab, und dieses gute Körpergefühl wird Ihnen für die nächsten Wochen, vielleicht sogar Monate, erhalten bleiben. Viele Menschen glauben, daß Sie mit der ersten Mahlzeit zu ihren alten Eßgewohnheiten zurückkehren können. Weit gefehlt. Nur wenn Sie jetzt absolute Zurückhaltung üben, werden Sie die nächsten Tage und Wochen ohne gesundheitliche Probleme überstehen.

Zum Fastenbrechen fahre ich mit meinen Fastengruppen auf einen Biohof. Hier besteht die Möglichkeit, an einer Hofführung teilzunehmen und eine kontrolliert-biologische Anbauweise kennenzulernen. Ein anschließender Einkauf der Hofprodukte hat sich für die Aufbautage als sehr sinnvoll erwiesen. Das »Beste« sollte gerade gut genug für Sie sein. Zwar sind diese Lebensmittel teurer als konventionelle, aber gönnen Sie sich zumindest in den Aufbautagen diesen Luxus. Ihr Körper wird es Ihnen danken. Wenn Sie keinen eigenen Garten haben und auch keinen Biohof in der Nähe, dann sollten Sie die Lebensmittel für die Aufbautage aus einem Reformhaus oder aus einem Naturkostladen holen. Meiden Sie gespritztes Gemüse und Obst, und essen Sie nur Brot, das aus kontrolliert-biologischem Getreide hergestellt ist.

Mit meinen Gruppen breche ich das Fasten immer am Freitagabend. Das hat den Vorteil, daß die ersten beiden Aufbautage auf Samstag und Sonntag fallen. Sie haben also Zeit und Ruhe zum Aufbauen. Zum Fastenbrechen am frühen Freitagabend gibt es einen Backapfel. Es ist ein unbeschreibliches Erlebnis, gemeinsam mit der Gruppe, die in einer Fastenwoche ein Stück zusammengewachsen ist, das Fasten zu brechen. Ich habe es oftmals erlebt, daß Teilnehmern und Teilnehmerinnen beim ersten Bissen die Tränen kamen. Das ist ein Gefühl, das man einem Außenstehenden nicht beschreiben kann: eine große Dankbarkeit, die vom Herzen herkommt und auch nur mit dem Herzen verstanden werden kann. In meinen Gruppen wird der erste Apfel immer schweigend gegessen, und es wird erst wieder gesprochen, wenn das letzte Besteckklappern aufgehört hat. Das kann schon einmal eine halbe Stunde dauern. Genießen Sie Ihren Apfel so, als hätten Sie zum ersten Mal in Ihrem Leben etwas so Wundervolles bekommen. Und wenn Sie darüber nachdenken, ist es ja auch das erste Mal in Ihrem neuen Leben. Welch ein phantastischer Neubeginn! Kauen Sie den Apfel gut und essen Sie, wenn Sie ihn ganz schaffen, auch das Kerngehäuse, den Stiel und das Auge. Danach werden Sie sich satt und wohl fühlen.

Essen Sie an diesem Abend nichts mehr! Ihr Magen ist in der letzten Woche arg zusammengeschrumpft. Er hatte ja so gut wie nichts zu tun. Wenn Sie jetzt unkontrolliert Nahrung aufnehmen, kann er das im wahrsten Sinne des Wortes gar nicht fassen und wird sich wahrscheinlich mit heftigen Bauchschmerzen bemerkbar machen.

Ein Teilnehmer an einem meiner Fastenseminare fiel unmittelbar nach dem Fastenbrechen über eine ganze Schachtel Pralinen her. Mit dieser geballten Ladung Zucker konnte sein gereinigter Körper überhaupt nicht umgehen. Heftige Kopf-, Bauch- und andere Schmerzen waren die Antwort auf diese Nascherei. Seien Sie also bitte vorsichtig, wenn Sie heute unbedingt in Ihren Kühlschrank schauen müssen. Meist bleibt es nicht bei den Kniebeugen. Bedenken Sie, daß eine falsche Form des Aufbauens sich unmittelbar körperlich bemerkbar macht. Die geistigen und seelischen Schäden, die Sie durch falsches Aufbauen davontragen, sind nicht sofort sichtbar. Sie brauchen etwas länger, bis sie sich im Körper manifestiert haben. Die Auswirkungen auf den Geist und die Seele sind weitaus komplizierter und in ihren Erscheinungsformen viel unangenehmer, als Sie vielleicht annehmen.

Ich habe es mir zur Gewohnheit gemacht, nach dem Fastenbrechen immer sehr früh zu Bett zu gehen. Wenn sich trotzdem ein Hungergefühl einstellt, habe ich stets meine Wasserflasche parat. Wenn ich während des Fastens von Wasser satt geworden bin, dann ist das beim Fastenbrechen und an den Aufbautagen nicht anders.

Weichen Sie sich für den nächsten Morgen etwas Trockenobst ein.

Die Aufbautage

Die Wichtigkeit der Aufbautage haben wir ja bereits erwähnt. Die Frage, die Sie sich an diesem Punkt stellen sollten, ist: »Kann ich auf bestimmte Dinge auch nach dem Fasten verzichten?« Gemeint sind hier etwa Alkohol, Nikotin, Koffein und schwarzer Tee, Kopfschmerz- und Abführtabletten sowie Beruhigungsmittel und Süßigkeiten. Während des Fastens hatten Sie große Distanz zu all diesen Dingen. Können Sie auch danach noch darauf verzichten?

Ich möchte hier nicht den Eindruck erwecken, als wollte ich Sie von allen Genußmitteln fernhalten, aber wenn es überhaupt einen Zeitpunkt in Ihrem Leben gibt, an dem Sie Ihre alten Gewohnheiten verändern oder aufgeben können, dann ist jetzt der richtige Moment gekommen – nicht morgen oder nächste Woche oder nächstes Jahr, sondern *jetzt!*

Richtig fasten heißt auch richtig aufbauen, und richtig aufbauen bedeutet, die genannten Genußmittel mindestens noch während der Aufbautage, besser noch doppelt so lange, wegzulassen. Aus eigener Erfahrung rate ich Ihnen, erst am elften Tag wieder eine Tasse Kaffee zu trinken (wenn sie Ihnen dann überhaupt noch schmeckt).

Behalten Sie Ihre tägliche Yogastunde während der Aufbautage und darüber hinaus bei. Sie brauchen dann keine zusätzlichen Mittel, um Ihre Verdauung wieder in Gang zu bringen. Die Yogahaltungen wirken auf den Darm und sorgen dafür, daß die Ausscheidung schon am ersten Aufbautag wieder einsetzt. Ihre neugewonnene Beweglichkeit wird Ihnen auch bei vielen anderen Dingen hilfreich sein.

Trinken Sie während der Aufbautage viel Flüssigkeit. Sie ist das Transportmittel für Ihren Darm, der in der Fastenzeit nicht viel zu tun hatte. Durch viel Flüssigkeit bringen Sie ihn wieder in Bewegung. Frische Luft ist ebenfalls sehr förderlich.

Wenn Sie sich an meine Fastenwoche halten, dann liegen die ersten Aufbautage an einem Samstag und einem Sonntag. Nehmen Sie sich an diesen beiden Tagen nichts vor. Halten Sie Ruhe! Nehmen Sie sich Zeit. Ich habe die Erfahrung gemacht, daß das Gefühl im »Körper zu Hause zu sein«, noch tage- und wochenlang anhält. Tun Sie alles, um zu verhindern, daß irgend etwas oder irgend jemand Ihre Ruhe und Ihren Frieden stören könnte.

Nachfolgend gebe ich Ihnen die Speisepläne für fünf Aufbautage. Diese Zeit benötigen Sie unbedingt, bis Sie wieder zu Ihrer gewohnten Kost zurückkehren können. Die Rezepte für die Aufbautage finden Sie auf Seite 134. Die Gerichte habe ich im Laufe meiner Fastenjahre alle selbst ausprobiert. Sie sind einfach, und Sie benötigen für ihre Zubereitung niemals länger als dreißig Minuten. Nach den Aufbautagen können Sie die Gerichte abwandeln und beispielsweise zu der Möhrensuppe und dem Quark frisch gepreßten Knoblauch hinzugeben. Die Gemüsefrikadellen schmecken auch mit einer kleinen Zwiebel sehr gut. In den Aufbautagen kann ich Ihnen Knoblauch und Zwiebeln nicht empfehlen, deshalb habe ich sie weggelassen. Würzen Sie stattdessen immer mit frischen Kräutern. Das bringt viel Geschmack in Ihre Speisen.

Der erste Aufbautag

Frühstück:	eingeweichtes Trockenobst
	Kräutertee
	eine Scheibe Vollkornknäckebrot
	Magerquark
Mittag:	ein Teller Gemüsesuppe mit Gemüse
Nachmittag:	ein gedünsteter Apfel
Abend:	eine Scheibe Vollkornknäckebrot
	Magerquark
	eine Tomate

Der zweite Aufbautag

Frühstück:	eingeweichtes Trockenobst
	Kräutertee
	zwei Scheiben Vollkornknäckebrot
	Kräuterquark
Mittag:	ein Teller Möhrensuppe
Nachmittag:	ein gedünsteter Apfel
Abend:	zwei Scheiben Vollkornknäckebrot
	etwas Butter
	Hüttenkäse
	eine Tomate

Der dritte Aufbautag

Frühstück:	Kräutertee
	eine Scheibe Vollkornbrot
	eine Scheibe Vollkornknäckebrot
	Butter
	Frischkäse oder Honig
Mittag:	zwei Pellkartoffeln
	Quark mit frischen Kräutern
	Karotten-Apfelrohkost mit Zitrone und Honig
Nachmittag:	ein Teil Obst
Abend:	großer Salatteller

Der vierte Aufbautag	
Frühstück:	Kräutertee
	Müsli mit frisch geschrotetem Getreide
Mittag:	Sellerieschnitzel
	Salzkartoffeln
	Meerrettichsoße
	Rohkost
Nachmittag:	frisches Obst
Abend:	Kräutertee
	zwei Scheiben Vollkornbrot
	Butter
	Grünkernbrotaufstrich

Der fünfte Aufbautag	
Frühstück:	Kräutertee
	zwei Scheiben Vollkornbrot
	Butter
	Frischkäse
Mittag:	Gemüsefrikadellen
	Sesamkartoffeln
	Quark mit frischen Kräutern
Nachmittag:	frisches Obst
Abend:	frischer Salat nach Saison
	eine Scheibe Vollkornbrot
	Avocadocreme

Rezepte für die Aufbautage

Möhrensuppe (für vier Personen)

Zutaten: 750g Möhren, ½l Gemüsebrühe, 2 Eßlöffel Butter, 2 Eßlöffel Öl, ½ Teelöffel Kurkuma oder Curry, 1–2 Eßlöffel gerösteter Sesam, 1 Teelöffel gemahlener Kümmel, 1 Eßlöffel Koriander, Cayenne-Pfeffer, Kräutersalz, 500g Joghurt/Dickmilch und ein Bund Petersilie.

Zubereitung: Die Möhren putzen und grob raffeln. In Butter und Öl glasig dünsten. Den Sesam ohne Fett rösten. Die Gewürze mit dem gerösteten Sesam zu den Möhren geben. Mit der Gemüsebrühe aufgießen und etwa 20 Minuten garen lassen. Mit Kräutersalz, Pfeffer und Joghurt/Dickmilch abschmecken. Mit kleingehackter Petersilie garnieren.

Grünkern-Brotaufstrich

Zutaten: 40g grob geschroteter Grünkern, ¼l Gemüsebrühe, 1 Teelöffel Öl, Hefeflocken, frische Kräuter, Majoran, Thymian, Basilikum, Kräutersalz und Pfeffer.

Zubereitung: Gemüsebrühe zum Kochen bringen, Grünkern einstreuen. Auf kleiner Flamme 10–15 Minuten ausquellen lassen. Den Brei erkalten lassen und mit den restlichen Zutaten würzen.

Avocadocreme

Zutaten: 1 Avocado, ½ Zitrone, 2 Eßlöffel Öl, etwas Magerquark, Pfeffer und Kräutersalz.

Zubereitung: Die Avocado mit dem Saft der halben Zitrone, dem Öl und dem Magerquark vermengen. Mit Pfeffer und Kräutersalz abschmecken.

Sesamkartoffeln

Zutaten: zwei mittelgroße Kartoffeln, Sesam, Öl, Pfeffer und Kräutersalz.

Zubereitung: Die Kartoffeln waschen, abbürsten, die Schale nicht entfernen. Der Länge nach halbieren. In einer Tasse Kräutersalz mit Sesam vermengen, den Anschnitt der Kartoffel damit bestreuen und auf ein gefettetes Blech legen. Die Oberseite der Kartoffeln einschneiden und mit etwas Öl bestreichen. Pfeffer darüberstreuen. Im Backofen bei 250 Grad 30–45 Minuten backen.

Sellerieschnitzel (für vier Personen)

Zutaten: frischer Sellerie, ein Ei, Vollkornbrösel, Pfeffer, Kräutersalz, Butterfett oder Kokosfett, Kartoffeln, Mehlschwitze aus Butter, Vollkornmehl, Vollmilch, etwas Selleriewasser und einen Teelöffel Meerrettich vom Glas (ungeschwefelt).

Zubereitung: Seelerie schälen und in dicke Scheiben schneiden. In Salzwasser aufkochen (nicht zu weich). Anschließend panieren und würzen. In der Pfanne goldgelb braten. In der Zwischenzeit die Kartoffeln im Selleriewasser kochen.
Meerrettichsauce: Butter im Topf zergehen lassen. Den Topf vom Herd nehmen, Vollkornmehl einstreuen und mit dem Selleriewasser und der Milch Zug um Zug einrühren. Das Ganze auf kleiner Flamme unter ständigem Rühren aufkochen. Zum Schluß einen Teelöffel Meerrettich hinzugeben. Nach Belieben mit Pfeffer und Kräutersalz würzen.

Gemüsefrikadellen (für vier Personen)

Zutaten: 200 g geschnittener Lauch, 100 g geriebene Karotten, 100 g feingeraspelter Sellerie, 1 Eßlöffel Öl, 1 Eßlöffel kaltes Wasser, 50 g Weizenschrot, 100 g Vollkornbrösel, 100 g geriebener Käse,

1 Ei, 1 Teelöffel feingehackter Thymian, 1 Teelöffel feingehackter Majoran, Kräutersalz und Pfeffer.

Zubereitung: Das Gemüse in eine Pfanne geben, Öl und Wasser zufügen. Langsam garen, bis das Gemüse nicht mehr roh aussieht. Danach das Ganze abkühlen lassen. Das Mehl untermischen und die restlichen Zutaten dazugeben. Die Masse sollte ziemlich fest sein. Frikadellen formen und in der Pfanne braten.

Müsli aus frischgeschrotetem Getreide

Zutaten: 4 Eßlöffel geschroteter Weizen, 1 Eßlöffel Sonnenblumenkerne, 1 Eßlöffel Sesam, 1 Eßlöffel Mandeln, 1 Eßlöffel geschroteter Leinsamen, Wasser, frisches Obst der Saison, eventuell etwas Honig zum Süßen.

Zubereitung: Sonnenblumenkerne, Sesam, Mandeln und Leinsamen in Butter rösten. Den Weizen grob schroten und untermischen. Mit Wasser ablöschen, einmal aufkochen und dann vom Herd nehmen. Etwa 10–15 Minuten quellen lassen. Frisches Obst zerkleinern und untermischen. Eventuell mit etwas Honig süßen.

Gemüsesuppe

Zutaten: Ein Liter Wasser, gekörnte Brühe, Gemüse der Saison (außer Zwiebeln und Knoblauch), Pfeffer, Kräutersalz, frische Kräuter.

Zubereitung: Das Wasser zum Kochen bringen. 1 Eßlöffel gekörnte Brühe hinzugeben. Das Gemüse waschen, putzen und zerkleinern. Bei kleiner Flamme etwa 15 Minuten lang kochen.

In den Fastentagen: Das Gemüse abschöpfen, die Suppe trinken.

In den Aufbautagen: Das Gemüse mit der Suppe essen. Mit frischen Kräutern garnieren.

Kräuterquark

Zutaten: 250 g Magerquark, 250 g Dickmilch, 1 EL Öl, 3 EL Vollmilch oder süße Sahne, Kräutersalz, Pfeffer, frische Kräuter der Saison.

Zubereitung: Alle Zutaten gut verrühren und mit Kräutersalz und Pfeffer abschmecken.

Karotten-Apfelrohkost

Zutaten: 1 Apfel, 1 Karotte, 1 Teelöffel Zitrone, Honig.

Zubereitung: Apfel und Karotte waschen, putzen und raffeln. Aus der Zitrone und dem Honig eine Marinade machen, über die Rohkost geben.

Pellkartoffeln

Zutaten: Zwei mittelgroße Kartoffeln, Salzwasser.

Zubereitung: Die Kartoffeln waschen, putzen und in Salzwasser etwa 30 Minuten lang kochen.

Ernährung im Yoga

Nach der Yogalehre bestehen alle Objekte der Erscheinungswelt in ihrer Struktur aus den drei *Gunas* (Eigenschaften) *Sattva, Rajas* und *Tamas*. Sattva ist das Feine, Reinheit und Harmonie. Rajas ist Bewegung und Aktivität. Tamas ist Trägheit, Dunkelheit und Dumpfheit.

Ist ein Mensch sehr oft niedergeschlagen und träge, so befindet sich sein Bewußtsein in einem tamasischen Zustand. In einem Menschen, der ständig in Bewegung ist und nur selten zur Ruhe kommt, ist Rajas bestimmend. Ein spirituell Suchender, der sein ganzes Leben der geistigen Weiterentwicklung gewidmet hat und keine bösen Gedanken mit sich trägt, befindet sich in der Qualität des Sattva.

Nun hängt die Ernährung oftmals mit diesen drei Eigenschaften zusammen, und Menschen, die ständig zerkochte, konservierte und chemisch haltbargemachte Nahrung zu sich nehmen, wirken nach außen hin oftmals müde, abgespannt, träge und nervös. Ändern die Menschen ihre Ernährungsweise, so ändert sich auch ihr geistiger und emotionaler Zustand.

- Sattvische Nahrung ist rein, wirkt auf den ganzen Körper und das Nervensystem reinigend und klärend und kann daher auch für höhere Bewußtseinsschwingungen aufnahmefähig machen. Zu dieser Nahrung gehören alle Obstsorten, Milch und Milchprodukte, Gemüse, Getreide, Reis, Mais, echter Bienenhonig, reines Pflanzenfett und kaltgeschlagene Öle.
- Rajasische Nahrung besteht aus Hülsenfrüchten, Sojaerzeugnissen, Kaffee, Tee und allen scharfen Gewürzen. Sie sollte in den Aufbautagen gemieden werden. Nach den Aufbautagen sollte diese Nahrung nur beschränkt aufgenommen werden. Zuviel würde sich negativ auf Körper und Geist auswirken.

- Tamasisch sind alle Fleischarten und Fleischprodukte, tierische Fette, Fisch und Muscheltiere, Eier, Zwiebeln und Knoblauch, alle Pilzarten, zuviel Kaffee und Tee, Alkohol, Tabak und Drogen. Diese Nahrung sollte in den Aufbautagen ebenfalls gemieden werden. Wenn Sie es können, dann verbannen Sie diese Produkte aus ihrem Speiseplan. Wenn das nicht möglich ist, dann halten Sie ein rechtes Maß ein. Es ist beispielsweise nicht unbedingt notwendig, jeden Tag Fleisch zu essen. Wahrscheinlich werden Ihnen nach dem Genuß von Fleisch auch Ihre Yogahaltungen nicht so gut gelingen wie nach einem Mahl aus frischem Obst.

Versuchen Sie, solange wie möglich von Ihren alten Gewohnheiten abzulassen. Ich bin sicher, daß Sie einige dieser Gewohnheiten ganz aufgeben können. Hier noch einige Vorschläge:

- Der schwarze Kaffee wird Ihnen nach dem Fasten ohnehin nicht schmecken. Versuchen Sie es doch einmal mit Kräutertee oder Getreidekaffee.
- Tauschen Sie Ihre Speiseöle gegen kaltgepreßte Öle aus. Die sind zwar etwas teurer, schmecken aber viel besser und geben dem Körper mehr Kraft.
- Nach den ersten Fastenseminaren habe ich den weißen und auch den braunen Zucker aus unserer Küche verbannt. Gekocht und gebacken wird mit Honig, Ahornsirup, Birnendicksaft und Trockenfrüchten.

Fragen und Antworten

Frage: Darf ich im Fasten gegen Mundgeruch Kaugummi kauen?
Antwort: Machen Sie das lieber nicht. Durch das ständige Kauen geben Sie Ihrem Magen den Impuls, daß er sich auf Nahrung einstellen soll. Dadurch lösen Sie ein Hungergefühl aus. Spülen Sie sich lieber mehrmals täglich den Mund, oder lutschen Sie eine Zitronenscheibe. Mit einem Löffel können Sie sich die Zunge abkratzen. Das hilft gegen Mundgeruch.

Frage: Kann ich meine Antibabypille weiternehmen?
Antwort: Wenn es sich einrichten läßt, dann machen Sie während Sie fasten eine Pillenpause. Wenn das nicht möglich ist, nehmen Sie die Pille weiter. Achten Sie jedoch am Entlastungstag darauf, daß Sie die Darmreinigung erst zwei bis drei Stunden nach der Pilleneinnahme durchführen.

Frage: Kann ich auf die Darmentlastung verzichten?
Antwort: Auf gar keinen Fall! Wenn Sie das tun, werden Sie sehr viele Schwierigkeiten bekommen. Nur wenn der Darm leer ist, kann der Körper auf Fasten umstellen. Die Entlastung des Darmes ist der Schlüssel zum Fasten. Ob Sie einige Tage vorher Obst essen, mit Gemüsesäften nachhelfen, Buttermilch oder heißen Pflaumensaft trinken, sich einen Einlauf machen oder meinen Übungszyklus zur Darmreinigung auf Seite 33 machen, ist letztendlich egal. Ihr Darm sollte zu Beginn des Fastens leer sein!

Frage: Ich habe in der Fastenwoche zusammen mit meinem Mann eine wichtige geschäftliche Einladung mit kaltem Bufett, die ich nicht absagen kann. Wie verhalte ich mich?
Antwort: Verhalten Sie sich ganz normal. Packen Sie Ihren Teller voll und geben Sie ihn dann Ihrem Partner. Nehmen

Sie sich einen Tomatensaft mit und gießen Sie ihn in einen Teller. Dann löffeln Sie ihn aus. Niemandem wird das auffallen. Die Menschen werden alle viel zu sehr mit ihrem eigenen Essen beschäftigt sein. Trinken Sie Ihr Glas Wasser oder Saft, und beobachten Sie die Menschen. Sie werden an diesem Abend sehr viel über das Eßverhalten der Menschen lernen. Wenn Sie dem Gastgeber die Show stehlen wollen, dann sagen Sie, daß Sie fasten. Sie werden den ganzen Abend im Mittelpunkt stehen.

Frage: Wieviel Liter Flüssigkeit muß ich zu mir nehmen?
Antwort: Trinken Sie so viel Flüssigkeit, wie Sie können. Der Körper verliert in den ersten Fastentagen sehr viel Flüssigkeit. Diese müssen Sie unbedingt ersetzen. Wenn es Ihnen möglich ist, trinken Sie mehr als drei Liter täglich.

Frage: Was tue ich gegen Körpergeruch?
Antwort: Wenn es möglich ist, waschen Sie sich zwischendurch. Verwenden Sie bitte kein Deo und auch keine Parfüms. Das würde die Ausscheidung über die Haut behindern. Hier in der Fastengruppe riechen wir alle, und das wird niemanden stören.

Frage: Darf ich während des Fastens fernsehen?
Antwort: Machen Sie das lieber nicht. Fernsehen ist Reizüberflutung. Ich hatte einmal einen Kursteilnehmer, der sich zu mitternächtlicher Stunde einen Gruselfilm angesehen hat. Die Zombis haben ihn noch Nächte danach verfolgt. Ihr Körper reagiert sehr sensibel auf Reizüberflutung. Es ist besser, wenn Sie Ihren »Hausaltar« für die Fastenzeit in den Keller räumen.

Frage: Meine Freundin hat nach einer Diät einen Hängebusen bekommen. Ist das bei Ihrem Fasten auch so?
Antwort: Nun, erstmal machen wir keine Diät, sondern wir fasten. Das ist etwas anderes. Und ob das bei meinem Fasten auch so ist, weiß ich nicht, denn ich kontrolliere die Festigkeit Ihres Busens nicht. Ich kann Ihnen aber versichern, daß

Sie bis in Ihr hohes Alter hinein einen guten Tonus haben werden, wenn Sie täglich Yoga praktizieren. Meine Lehrerin, Indra Devi, ist 92 Jahre alt. Sie hat einmal einen Vortrag über dieses Thema gehalten. Und wenn man ihr glauben mag, dann hängt da nichts!

Frage: Meine ganze Familie hat etwas gegen das Fasten. Was kann ich tun?
Antwort: Fasten Sie nicht in meiner Gruppe. Suchen Sie sich über Ihre Krankenkasse eine Klinik oder ein Kurhaus, in dem Sie stationär fasten können. Dann haben Sie den nötigen Abstand von Ihrer Familie. Wenn Sie zu Hause gegen so einen massiven Widerstand fasten, dann kann das zu einer regelrechten Tortur werden. Sie können auch in einer Kur Ihre Yogastunde üben. Vielleicht haben Sie dort auch viel mehr Zeit für sich.

Frage: Muß ich für das Fasten Urlaub nehmen?
Antwort: Das wäre schön, ist aber nicht unbedingt nötig. Die täglichen Gruppenstunden werden Ihnen viel Kraft geben. Und vielleicht ist es sogar gut, das Fasten in Ihren Alltag zu integrieren. Dazu gehört auch Ihre Arbeit, oder?

Frage: Ich bin sehr dünn, habe nichts zum Abnehmen, darf ich fasten?
Antwort: Wahrscheinlich werden Sie nach dem Fasten zunehmen, aber das kann ich nicht beurteilen. Fragen Sie bitte Ihren Arzt. Er wird Ihnen sagen, ob ein Fasten für Sie richtig ist.

Frage: Ich leide seit Jahren unter Rheuma. Mein Arzt hat mir Cortison verschrieben. Darf ich fasten?
Antwort: Das dürfen Sie. Aber bitte nicht bei mir, sondern nur in einer Fastenklinik unter ärztlicher Aufsicht!

Frage: Wie halte ich nach dem Fasten mein Gewicht?
Antwort: Bauen Sie nicht fünf, sondern fünfzehn Tage lang auf. Und essen Sie dann von der normalen Kost nur noch

die Hälfte. Üben Sie täglich Ihre Yogastunde. Dann werden Sie Ihr Gewicht halten können.

Frage: Mein Körper gibt im Fasten keine Flüssigkeit ab. Was mache ich falsch?
Antwort: Verwenden Sie kein Salz für Ihre Gemüsesuppe. Salz bindet das Wasser im Körper, und Sie können nicht ausscheiden. Achten Sie auch darauf, daß Ihr Mineralwasser einen geringen Natriumgehalt hat. Auch Gemüsesäfte und fertige Gemüsebrühen enthalten Salz. Trinken Sie viel Kräutertee. Dann werden Sie keine Probleme haben.

Frage: Kann es beim Fasten zu Mangelerscheinungen kommen?
Antwort: Bei einer kurzen Fastenzeit nicht. Wenn Sie häufiger im Jahr oder länger als eine Woche fasten, würde ich zusätzlich Vitaminpräparate, Mineralstoffe und Spurenelemente nehmen. Ihr Reformhaus wird Sie beraten.

Frage: Was ist mit meiner Reaktionsfähigkeit?
Antwort: Ihre Reaktionsfähigkeit wird im Fasten nachlassen. Sie müssen deshalb im Straßenverkehr sehr vorsichtig sein. Auch wenn für Ihre berufliche Tätigkeit die Reaktionsfähigkeit von lebenswichtiger Bedeutung ist, würde ich nicht fasten.

Frage: Darf ich während des Fastens Sport treiben?
Antwort: Grundsätzlich ja, aber legen Sie Ihre Sportstunde nicht vor meine Yogastunde. Das würde die Yogaarbeit behindern und Ihrem Körper Schaden zufügen. Üben Sie erst Yoga und betreiben Sie dann Sport. Das ist die richtige Reihenfolge.

Frage: Darf ich in die Sauna gehen?
Antwort: Am Entlastungstag und am ersten Fastentag besser nicht. Wenn Ihr Kreislauf in Ordnung ist und Sie sich gut fühlen, ist ein Saunagang eine gute Möglichkeit, den Reinigungsprozeß im Körper zu unterstützen.

Fastenerfahrungen

Verliebtsein in sich selbst

Yoga und Fasten interessierten mich sehr, damals vor vier Jahren! Meine Schwester sprach mich eines Tages an: »Da gibt es ein Seminar, Yoga und Fasten gleichzeitig. Das soll ganz toll sein, komm doch mit!« Ich sagte spontan zu.

Der Tag nahte, und bange Fragen überfielen mich: »Werde ich es aushalten, eine Woche lang nichts zu essen? Warum tue ich mir das an? Soll ich es nicht lieber lassen?« Ich wollte absagen, aber meine Schwester riet mir, mich zu stellen, und so tat ich es. Meine Situation war damals folgende: Eine zerrüttete Ehe, Männerhaß und ein schlechtes Selbstwertgefühl plagten mich.

Angstbeladen, gehemmt und skeptisch begann ich den ersten Fastentag. Jedoch, es wollten sich keine Schwierigkeiten einstellen! Am ersten und zweiten Tag ging es mir gut. Der dritte Tag aber veränderte mein Leben. Am Morgen stand ich energiegeladen auf. Ich schaute in den Spiegel und sah mich völlig anders als je zuvor. Etwas Aufregendes war passiert, ich hatte mich in mich selbst verliebt! Es faszinierte mich, daß meine innere Harmonie mit meinem äußeren Erscheinungsbild vollkommen übereinstimmte. Ich nahm mich und meine Umwelt sehr intensiv wahr. Das warme Licht der Sonne, der Duft, der in der Luft lag, das Wasser der morgendlichen Dusche auf meiner Haut, alles bereitete mir große Freude! Den Tag sah ich im rosaroten Licht. Ein ständiges Glücksgefühl begleitete mich.

Der vierte Tag brachte mir neue, ungeahnte Erlebnisse. Meine Tochte wollte mit mir zum Rummel gehen, und ich willigte ein. Jede Bude, die Essensdüfte verströmte, wurde für mich zum absoluten Geruchserlebnis! Die Wahrnehmung der Umwelt durch die Nase wurde so intensiv, daß der Genuß des Essens jede Bedeutung verlor. Noch nie hatte ich durch das Essen von Speisen, selbst wenn es langsam und genießerisch erfolgte, eine solche sinnliche Lust empfunden wie durch das Riechen dieser ganz unterschiedlichen Düfte! Ein Gefühl von Freiheit breitete sich in mir aus. Es gab tausend Genüsse, Gerüche, Wahrnehmungen und Freuden, die nichts mit Essen zu tun hatten!

Die Tage schwebten dahin – ganz leicht, wie auf Wolken. Das Fastenbrechen kam immer näher, und Traurigkeit stellte sich ein. Nun sollte wieder das »normale« Leben beginnen mit der täglichen Nahrungsaufnahme. Verachtung kam in mir hoch, eigentlich wollte ich gar nicht mehr essen!

Dann war es soweit. Wir saßen im Kreis, ganz andächtig und still; leise spielte Meditationsmusik. Ich hielt einen rotwangigen, wohlduftenden Apfel in meiner Hand. Er fühlte sich ganz glatt, fest und rund an. Es war fast zu schade hineinzubeißen! Aber dann führte mich der Verzehr des Apfels in eine neue Dimension. Mir wurde klar, daß Essen ein großer Genuß sein kann, wenn man es zuläßt, seine Sinne zu entfalten, um den wirklichen Geschmack zu entdecken.

Nach diesen Tagen wurde vieles anders. Meine Einstellung zum Essen und meine Empfindungen mir selbst gegenüber veränderten sich. Auch meine Umwelt sah ich plötzlich mit anderen Augen. Vier Wochen später lernte ich einen Mann kennen. Ich konnte nicht nur mich selbst lieben, sondern auch wieder ganz innig andere Menschen!

Die Verliebtheit in mich selbst, die nur mir gehört und über die Gefühle zum Partner hinausgeht, ist mir erhalten geblieben. Sie ist immer da, doch manchmal – ganz unvermittelt – empfinde ich eine tiefe Einigkeit mit mir selbst und genieße das Gefühl, einzigartig zu sein.

»Laß nichts Böses in deinen Gedanken sein«

Konfuzius sagt: »Laß nichts Böses in deinen Gedanken sein.« Dieser Satz steht über meiner Fastenwoche.

Ich probiere eine körperliche und seelische Reinigung meines Ich. Ich lerne, alle festen Lebensmittel liegenzulassen, mich nur von Getränken zu ernähren. Ich werde empfindlicher, friere schneller und reagiere auf Kritik sehr gereizt. Ich suche einen Ausweg und finde die Geschichte von Jesus, daß er in die Wüste geht und fastet (Lukas 4).

Ich muß mit den täglichen Problemen im Beruf, im Haushalt, mit meinem Mann fertigwerden, genauso wie mit meinen körperlichen Problemen. Ich suche mir Texte, die von Heilungen erzählen, und ich erlebe bei mir, daß mich diese Geschichten trösten und mir über die Entbehrungen hinweghelfen. Zum Beispiel: Die Pharisäer beobachteten Jesus und seine Jünger, wie diese am Sabbath Ähren pflücken und die Körner essen. Ich fühle mich nicht als »Pharisäerin«, wenn ich auf mein geliebtes Brot verzichte, aber es gewinnt einen neuen Stellenwert in meinem Leben. Ich sehe es vor mir als etwas Kostbares, im Augenblick für mich Unerreichbares, und ich werde wieder dankbar, daß wir genug zu essen haben, daß ich meine Kinder ernähren kann, ohne Sorge um den folgenden Tag.

Ich lese die Geschichte von dem Mann mit der »dürren Hand«. Dieser wird am Sabbath geheilt. Plötzlich fällt mir die heilende Wirkung des Fastens ein, innere Kräfte werden freigesetzt. Ich sehe plötzlich verzwickte Situationen sich in Wohlgefallen auflösen, zum Beispiel war es mir ganz wichtig, mein Image bei meinen Arbeitskollegen hochzuhalten. Das ist unwesentlich; es geht darum, wie ich mich fühle, wie ich meine Handlungen beurteile (dabei ist mein Maßstab an den Zehn Geboten ausgerichtet). Ich merke, wie sich meine innere Einstellung verändert.

Bei Schwächeanfällen versuche ich mich zurückzuziehen, und plötzlich schöpfe ich – manchmal aus nur wenigen Minuten der Versenkung – ganz neue Kräfte. Das gibt mir Mut durchzuhalten. Ich finde mich immer wieder in Auseinandersetzungen, aber ich sehe auch, daß ich meine Entscheidungen klarer und sicherer fälle. Ich lerne auch, nein zu sagen in Situationen, wo ich es vertreten kann, wo meine Kräfte etwas weniger sind, aber ich wälze keine übernommenen Aufgaben auf andere ab.

Nach einer Woche oder manchmal zwölf Tagen Fasten versuche ich, mich ganz allmählich wieder an die normalen Mahlzeiten zu gewöhnen, diese – so gut es geht – noch einzuschränken, und ich bemühe mich, meine eigenständigen Entscheidungen auch weiterhin zu fällen und fair zu beurteilen.

Körper und Seele sind aufnahmefähiger

Ich bin 71 Jahre alt und habe erst mit 68 Jahren angefangen, Yoga auszuüben, war aber vorher auf der Suche, etwas für meinen Körper zu tun. Gymnastik ging wegen meiner leichten Kurzatmigkeit nicht gut. Ich versuchte es mit Sauna, die ich in früheren Jahren besuchte, fand dann aber in anstrengenden Berufsjahren nicht mehr die Zeit dazu. Erst später hatte ich von meiner Freundin erfahren, daß sie Yoga ausübt, und da ein Anfängerkurs begann, meldete ich mich an. Zum Glück wurde ich angenommen. Zuerst war ich sehr gehemmt, in meinem Alter einer Gruppe beizutreten, die doch junge und mittlere Altersgruppen aufwies. Aber schon nach der ersten Stunde fand ich: Yoga ist für Körper und Seele gut. Schon nach der zweiten Stunde wurde mir plötzlich auf dem Heimweg bewußt, daß ich eine Melodie summte, und das traf mich doppelt, denn ich befand mich zu dieser Zeit in einem seelischen Tief. Also war Yoga doch auch für die Psyche gut. Nach einiger Zeit bemerkte der Yogalehrer, daß sich meine Mundwinkel merklich nach oben und nicht mehr so traurig nach unten zogen. Wir lachten sehr darüber. Also war Yoga, die Gruppe, das Zusammensein sichtlich gut für Körper und Seele – eben ein Jungbrunnen.

Und nun wagte ich mich nach zwei Jahren auch an das Fasten. Es war mir etwas bänglich zumute, ob ich es schaffen würde in meinem Alter. Aber die gute Führung unseres Lehrers machte mir Mut. Ich wurde gefragt, weshalb ich fasten wollte. Nun, das war ganz einfach beantwortet: Ich wollte den Körper säubern. Der Einführungsabend kam, und dann wurde acht Tage lang der Darm entlastet, indem nur Säfte, Mineralwasser und klare Gemüsebrühe eingenommen wurden. Dann kamen wir jeden Tag für drei Stunden zusammen – was ich für sehr wichtig hielt. Jeder wurde nach seinem Befinden gefragt; es gab Ratschläge, Besprechungen und natürlich leichtere Yogaübungen. Jeder fühlte sich danach topfit.

Ich muß schon sagen, das Fasten bekam mir sehr gut, und bestimmt hätte ich noch ein paar Tage länger fasten können. Der erste Aufbautag begann nach dem täglichen Yoga mit einem Bratapfel, der mit großer Zeremonie bei Kerzenlicht verspeist wurde. Der nächste Tag war dann gar köstlich mit Pellkartoffeln und Kräuterquark.

Ich war stolz und glücklich, das Fasten so leicht gemeistert zu haben. Außerdem wurde mein Selbstwertgefühl merklich gefördert, und das ist in meinem Alter doch sehr von Vorteil. Allein würde ich nicht fasten, denn die sorgliche Führung des Lehrers ist doch sehr wichtig. Bestimmt werde ich wieder fasten und auch Yoga weiterhin ausüben. Denn Körper und Seele – das merke ich sehr – sind aufnahmefähiger.

Fasten – Krankheit – Trauer

Durch die Krankheit meiner Frau konnte ich feststellen, wie das Fasten den Körper, den Geist, die Seele festigen kann. Meine Frau hat vor einigen Jahren allein (in einer Gruppe) gefastet. Die sichtbaren positiven Veränderungen haben mich bewogen, zwei Fastenseminare gemeinsam mit meiner Frau zu besuchen. Es ist unbestritten, daß wir danach viel sensibler miteinander umgegangen sind.

Weihnachten 1988 ist meine Frau an Leukämie erkrankt. Nach drei Chemotherapien wurde im Mai 1989 eine Knochenmark-Transplantation durchgeführt; die Überlebenschancen waren Ende Juni 1989 enorm gestiegen. In dieser Phase der Hoffnung habe ich während meines Urlaubs allein eine Woche gefastet, was mich nach dem durchgemachten halben Jahr enorm aufgebaut hat. Im Herbst aber traten erneut Krebszellen im Knochenmark meiner Frau auf, so daß wir uns mit dem Thema Tod auseinandersetzen mußten *und konnten*.

Heute lasse ich mich von der Überzeugung, daß ich durch das Fasten die Kraft für das zweite Halbjahr 1989 tanken konnte, nicht mehr abbringen. Meine Frau ist im Januar 1990 verstorben. Die unmittelbare Trauerphase vom Tod bis zum Begräbnis habe ich wie eine Fastenwoche erlebt. Ich war einerseits überdreht, aber doch in der Lage, die Trauerfeierlichkeiten allein zu organisieren. Wie im Fasten auch, bin ich in dieser Woche mit wenig Schlaf ausgekommen und habe nicht selten »neben den Gleisen« gestanden.

Keine Knieschmerzen mehr

Im Frühjahr 1985 bekam ich während einer Fahrradtour geschwollene Knie und unerträgliche Schmerzen um das Knie herum. Mein Arzt sagte mir, es seien Abnutzungserscheinungen. Er verordnete mir viel Ruhe. Treppensteigen, Tanzen, Fahrradfahren waren nicht erlaubt. Und das alles mit 29 Jahren. Alles, was mir Spaß machte, sollte auf einmal vorbei sein. Nachdem die Entzündung zurückgegangen war, versuchte ich es mit etwas mehr Bewegung, weil ich mich einfach nicht damit zufrieden geben wollte. Am nächsten Tag konnte ich mich wieder nur unter starken Schmerzen bewegen. So ging das ein halbes Jahr.

Durch eine Freundin lernte ich den Autor dieses Buches kennen. Er empfahl mir, es doch mit Fasten und Yoga zu versuchen. Nach drei Tagen Fasten in der Kombination mit Yoga hatte ich keine akuten Schmerzen mehr in den Knien. In dieser Fastenzeit bin ich viel Fahrrad gefahren, geschwommen und gewandert, und das alles ohne Schmerzen.

Durch die Fastenwochen allein war mein Knieproblem auf Dauer jedoch noch nicht gelöst. Ich habe weiter regelmäßig Yoga geübt, und nach ungefähr einem Jahr hatte ich keine Kniebeschwerden mehr.

Neurodermitis gemildert

Seit meiner Geburt leide ich unter Neurodermitis, die immer wieder in Schüben, mal stark, mal schwach, auftritt. Als ich mich zum Fasten entschlossen hatte, war gerade meine ganze Haut in Aufruhr. Ich hatte viel über das Fasten gehört und bin mit einer positiven Einstellung an die Sache herangetreten. Bei Fastenbeginn stellte ich fest, daß ich wohl sonst im Laufe des Tages ziemlich viel nebenbei esse.

Während des Fastens ging es mir gut, ich hatte eine große innere Ruhe, die wohl bewirkte, daß ich weniger gekratzt habe. Innerhalb der Fastenzeit war ein Stillstand meiner Hautreizung zu beobachten. Nach dem Fasten habe ich meine Ernährung völlig umgestellt, was mir nicht schwerfiel, und ich halte noch immer einen Entlastungstag in der Woche ein.

Ich bin nicht völlig frei von der Neurodermitis, doch seitdem verläuft sie nicht mehr in Schüben, sondern es treten ab und zu kleine Flecken auf, die ich aber mit normalen Ölbädern und Fettsalbe in den Griff bekomme, und es artet nicht mehr in Juck- und Kratzanfälle aus.

Eine Geschichte zum Schluß

Mein Yogalehrer erzählte einmal folgende Geschichte:

Ein Yogi saß unter einem Baum und meditierte. Da kam ein Vogel geflogen und setzte sich auf seine Schulter. Ganz aufgeregt sagte der Vogel: »Guter Mann, ich brauche deine Hilfe. Eines meiner Kinder ist aus dem Nest gefallen, und ich habe Angst, daß die Katze es frißt.« Darauf antwortete der Yogi: »Du dummer kleiner Vogel, was erdreistest du dich, mich in meiner Meditation zu stören. Ich suche die Einheit mit Gott, wie kann ich da meinen Platz verlassen, um deinem Kind zu helfen?« Der Vogel erwiderte: »Wie kannst du jemals mit Gott einig werden, wenn du nicht einmal mit mir einig wirst?«

Liebe Leserinnen, liebe Leser,
ich wünsche Ihnen viele Gelegenheiten, Ihre Fasten- und Yogapraxis in den Alltag umzusetzen. Lassen Sie andere Menschen an Ihrer Verwandlung teilhaben, indem Sie das, was Sie für sich gewonnen haben, mit ihnen teilen.

Literatur

Blitz, Gérard: *Der Yogaweg des Patanjali,* Viva Nova, Petersberg, 1988

Früchtel, Ingrid: *Das vegetarische Kochbuch,* Gräfe + Unzer, München, 6. Aufl., 1986

Gandhi, Mahatma: *Mein Leben,* Suhrkamp, Frankfurt/Main, 1983

Krispien, Edith: *Der erste Kreis. Eine Meditationsreise in das unbekannte Ich,* Ariston, München, 1989

Lützner, Hellmut: *Wie neugeboren durch Fasten,* Gräfe + Unzer, München, 2. Aufl., 1991

Patanjali: *Die Wurzeln des Yoga,* O. W. Barth (Scherz), München, 4. Aufl., 1982

Svatmarama: *Hathayogapradipika. Die Leuchte des Hathayoga,* Olms, Hildesheim, 1984

Venkatesananda, Swami: *Die Bhagavad Gita für jeden Tag des Jahres,* Verlag dem Wahren-Schönen-Guten, Baden-Baden, 1982

Vishnu-Devananda, Swami: *Das große Yoga-Buch,* Aurum, Braunschweig, 4. Aufl., 1989

Weiss, Hartmut (Hg): *Quellen des Yoga,* O.W. Barth (Scherz), München, 1980

Die Modelle

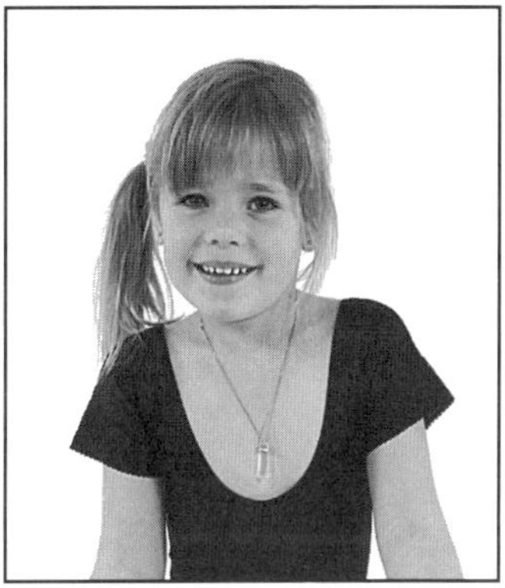

Wiebke Bachmeier

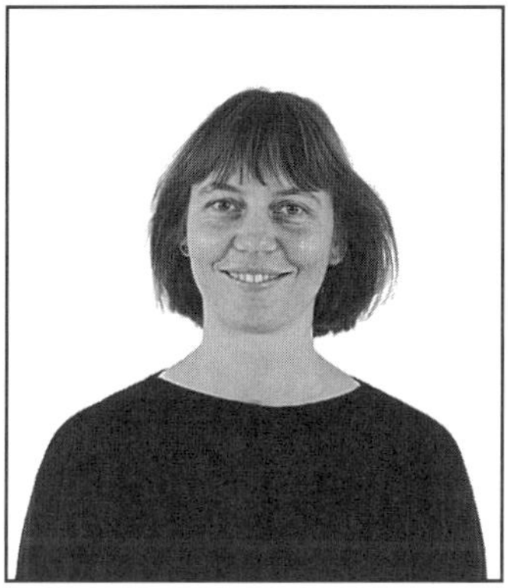

Caren Max

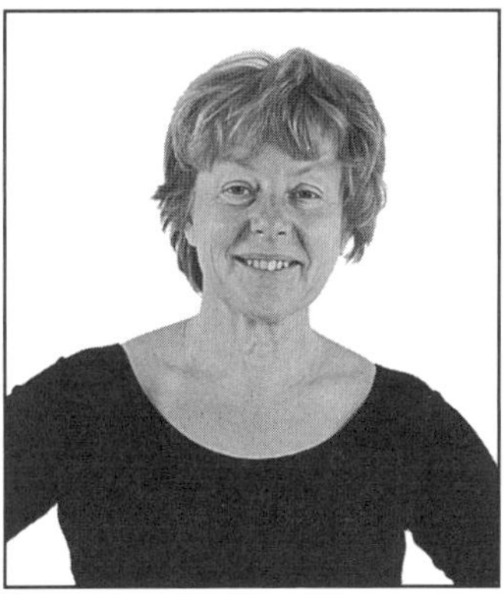

Herma Graue

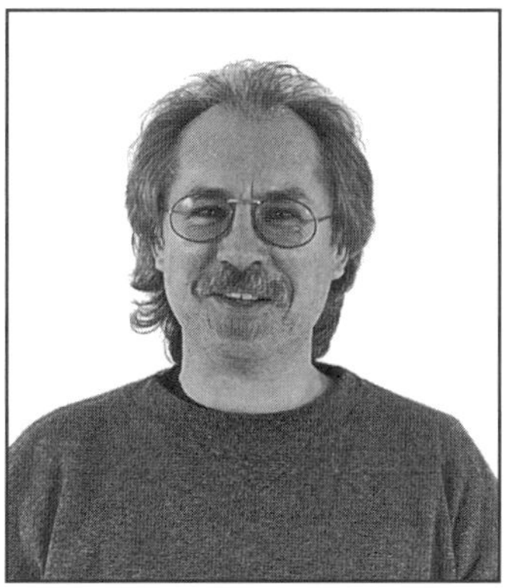

Bernd Bachmeier